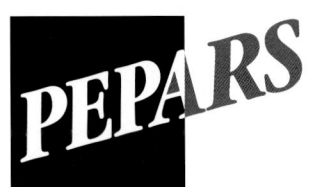

【ペパーズ】編集企画にあたって…

　私が形成外科医になったきっかけは，学生実習で慈恵医大形成外科初代教授丸毛英二先生の手足先天異常手術を見学し，その自在な手術手技と優れた人格に接したことです．手という複雑で機能的な，そして美しい器官を治療する医師になり，さらには先天異常を専門にしたいと思い形成外科の研修を始めました．私は手外科医になるために形成外科を選択した日本ではめずらしい研修医だったのです．それから30年が経ち，手足の先天異常を治療する形成外科医として働いていることに幸せを感じています．

　手足先天異常の治療は外傷とは異なります．例えば同じ手指の欠損があっても，先天異常では生下時から欠損のある手で生活していること，多くは片側罹患であることから欠損に良く適応しており，外傷と比べるとその機能はとても良好です．先天異常手を持つ患者さんに手に対する不満は何かと伺うと，多くは整容的なことであり，機能についてはあまりありません．整容的な不満は手術瘢痕についても多く聞かれます．先天異常手の治療では機能改善を目指すことはもちろんですが，機能と整容のバランスのとれた治療でなくてはならず，機能改善のためであっても醜い瘢痕を作ることに無関心であってはなりません．手外科は形成外科と整形外科の両方の知識，技術を要する分野です．特に先天異常手の治療には形成外科的な整容に対する配慮が重要と考えています．

　今回の特集では母指多指症，合指症，横軸形成障害（合短指症），母指形成不全，裂手症，三指節母指，握り母指，屈指症，斜指症，多趾・多合趾症，骨延長器を用いた治療を取り上げました．形成外科，整形外科双方から手足先天異常の分野で最高の方々に執筆をお願いし，幸い快諾を得ることが出来ました．ご多忙の中執筆していただきました先生方に感謝申し上げます．

　執筆にあたっては各疾患に対して先生方が実際に行っている治療法について，形式にとらわれず執筆していただきました．皆様が手足の先天異常を治療する機会に，エキスパートたちがどのように考え，どこに注意して手術を行っているか，アドバイスを得るつもりで本書を手に取っていただければ幸いです．

2015年5月

福本恵三

KEY WORDS INDEX

和文

― か 行 ―
屈指症　69
形成不全　14
血管柄付き足趾移植術　41
腱移行　1
合指症　33
骨移植　48
骨延長　86
骨切り術　1

― さ 行 ―
三指節母指　69
趾間形成　78
指間形成術　41
斜指症　69
術後成績　24
術後変形　24
小児の手　33
指列移行　60
創外型骨延長器　86
創内型骨延長器　86
足趾骨移植術　41

― た 行 ―
第1指間　60
対立再建　48
多合趾　78
多趾　78
多指症　14
短合指症　41
短母指外転筋　1
手足先天異常　86
手先天異常　33,69
動脈皮弁　1

― な 行 ―
握り母指　69

二次手術　24
二分併合法　14

― は 行 ―
浮遊母指　48
母指　14
母指化術　48
母指形成不全症　48
母指多指症　1,14,24
骨抜き皮弁　1

― や～わ 行 ―
指交叉　60
横軸形成障害　41
裂手症　60
裂閉鎖　60
Wassel分類　24

欧文

― A・B ―
abductor pollicis brevis　1
arterial flap　1
Bilhaut-Cloquet procedure　14
bone graft　48

― C・D ―
camptodactyly　69
cleft closure　60
cleft hand　60
clinodactyly　69
congenital anomalies of hand and feet　86
congenital clasped thumb　69
congenital hand anomaly　33,69
distraction osteogenesis　86

― E・F ―
external distractor　86

fillet flap　1
first web　60
floating thumb　48
free vascuralized toe transfer　41

― H・I ―
hypoplastic thumb　48
hypoplasty　14
internal distractor　86

― O・P ―
opponensplasty　48
osteotomy　1
pediatric hand　33
pollicization　48
polydactyly　14,78
polysyndactyly　78
post-operative outcome　24

― R・S ―
ray transfer　60
residual deformity　24
scissoring　60
secondary surgery　24
symbrachydactyly　41
syndactyly　33

― T・W ―
tendon transfer　1
thumb　14
thumb polydactyly　1,14,24
toe phalanx transfer　41
tranverse deficiency　41
triphalangeal thumb　69
Wassel classification　24
web deepening　78
web plasty　41

WRITERS FILE

ライターズファイル（五十音順）

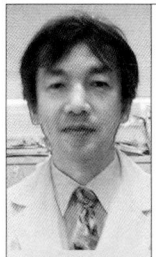
射場 浩介
（いば こうすけ）
- 1989年 札幌医科大学卒業
  同大学整形外科入局
- 1990年 釧路赤十字病院整形外科
- 1991年 浦河赤十字病院整形外科
- 1992年 市立芦別病院整形外科
- 1995年 札幌徳洲会病院整形外科
- 1996年 函館五稜郭病院整形外科
- 1997～2000年 デンマーク コペンハーゲン大学留学（Research assistant professor）
- 2000年 北海道立紋別病院整形外科
- 2001年 釧路赤十字病院整形外科
- 2003年 札幌医科大学整形外科，助手
- 2005年 同，講師
- 2011年 同，准教授

鳥谷部荘八
（とりやべ そうはち）
- 1995年 秋田大学卒業
  平鹿総合病院，医員
- 1998年 東北大学形成外科入局
- 1999年 平鹿総合病院形成外科，医員
- 2001年 国立仙台病院形成外科，医員
- 2002年 （財）竹田綜合病院形成外科，医員
- 2004年 東北大学形成外科，助手
- 2006年 同，助教
- 2010年 （独）国立病院機構仙台医療センター形成外科手外科，医長

堀井恵美子
（ほりい えみこ）
- 1979年 京都府立医科大学卒業
- 1980年 名古屋大学整形外科入局
- 1998年 同，講師
- 2006年 名古屋第一赤十字病院整形手の外科

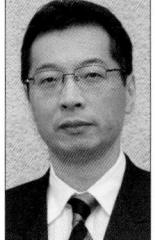
川端 秀彦
（かわばた ひでひこ）
- 1980年 大阪大学卒業
  同大学整形外科入局
- 1986年 同大学大学院修了
  同大学整形外科，助手
- 1991年 大阪府立母子保健総合医療センター整形外科
- 1996年 同センター整形外科，主任部長
- 現在 日本手外科学会副理事長
  日本小児整形外科学会理事
- 専門 小児整形外科，手外科，骨延長

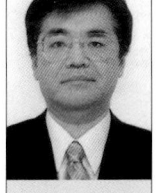
根本 充
（ねもと みつる）
- 1992年 北里大学卒業
  同大学病院，研修医
- 1994年 横浜市立市民病院研修医
- 1996年 神奈川県立こども医療センター形成外科
- 1997年 北里大学形成外科，助手
- 2003年 埼玉成恵会病院・埼玉手の外科研究所，研修医
- 2004年 北里大学病院救命救急センター，助手
- 2008年 北里大学医学部形成外科・美容外科，講師
- 2015年 同，准教授

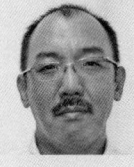
松浦愼太郎
（まつうら しんたろう）
- 1985年 東京慈恵会医科大学卒業
- 1987年 同大学形成外科，助手
- 2000年 東京慈恵会医科大学，講師
- 2004年 町田市民病院形成外科，部長
- 2009年 東京慈恵会医科大学病院形成外科
- 2013年 同大学，准教授

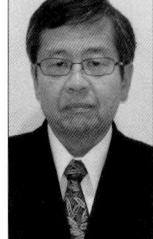
高山真一郎
（たかやま しんいちろう）
- 1978年 慶應義塾大学医学部卒業
  同大学整形外科学教室入局
- 1989年 ニュージーランド，オタゴ大学留学
- 1991年 藤田保健衛生大学坂文種報徳会病院整形外科，専任講師
- 1994年 慶應義塾大学整形外科，医員
- 1998年 同，専任講師
- 2003年 国立成育医療センター整形外科，医長
- 2007年 国立成育医療センター第2専門診療部，部長
- 2011年 同，臓器・運動器病態外科部，部長

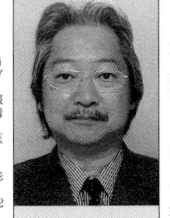
福本 恵三
（ふくもと けいぞう）
- 1986年 東京慈恵会医科大学卒業
- 1988年 同大学形成外科，助手
- 1990年 テキサス大学サンアントニオ校ヘルスサイエンスセンター，リサーチフェロー
- 1991年 富士市立中央病院形成外科，医員
- 1996年 東京慈恵会医科大学形成外科，講師
- 2000年 埼玉成恵会病院・埼玉手外科研究所，副所長
- 2012年 同，所長

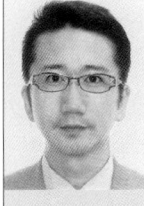
宮脇 剛司
（みやわき たけし）
- 1989年 東京慈恵会医科大学卒業
- 1989年 同愛記念病院にて研修
- 1992年 東京慈恵会医科大学形成外科学教室入局
- 2002年 東京慈恵会医科大学形成外科学講座，講師
- 2007年 同，准教授
- 2015年 同，主任教授

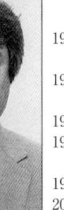
田中 克己
（たなか かつみ）
- 1984年 長崎大学卒業
  同大学形成外科入局
- 1988年 松江赤十字病院形成外科
- 1989年 大分中村病院形成外科
- 1992年 長崎大学形成外科，助手
- 1999年 同，講師
- 2003年 同，助教授
- 2008年 同，准教授

前付 3

CONTENTS

手足の先天異常はこう治療する

編集／埼玉成恵会病院・埼玉手外科研究所所長　福本恵三

母指多指症―初回手術における注意点― …………………………………………鳥谷部荘八ほか　1
　　　　母指多指症初回手術は個々に再建すべき重要な項目が存在する．これらの項目に
　　　　対してひとつひとつ丁寧に再建し，可能な限り整容的かつ機能的に良好な母指を
　　　　再建することが重要である．

母指多指症：二分併合手術について ……………………………………………………松浦愼太郎　14
　　　　橈尺側母指がともに低形成な日手会分類1型から4型の母指多指症例に対する
　　　　modified Bilhaut-Cloquet procedure は，良好な母指形態を再建可能な手術方法
　　　　の1つである．

母指多指症術後変形 ………………………………………………………………………射場　浩介　24
　　　　母指多指症術後変形の中でつまみ障害をきたす指軸偏位と関節不安定性には二
　　　　次的修正手術が必要である．

合指症 ……………………………………………………………………………………田中　克己ほか　33
　　　　合指症手術は，そのデザインが治療成績を左右するといっても過言ではない．適
　　　　切な背側矩形皮弁の作成，十分な指間分離および安定した遊離植皮の生着が重要
　　　　となる．

横軸形成障害の治療 ……………………………………………………………………川端　秀彦ほか　41
　　　　横軸形成障害は短合指症と同義で，軽症例では指間形成植皮術，腱移行術などが
　　　　適応となり，重症例では足趾骨移植術，遊離血管柄付き足趾移植術，骨延長術な
　　　　どが適応となる．

◆編集顧問／栗原邦弘　中島龍夫
◆編集主幹／百束比古　光嶋　勲　上田晃一

【ペパーズ】
PEPARS No.103/2015.7◆目次

母指形成不全 ………………………………………………………………高山真一郎ほか　**48**
母指形成不全症は症例によってその重症度が大きく異なり，腱移行から示指の母指化術まで様々な治療が行われるが，母指のポジション・安定性を重視した再建が求められる．

裂手症 …………………………………………………………………………福本　恵三　**60**
裂手症手術は整容的な改善を目的とすることが多い．指数が少ない手としての，バランスのよい手を再建することを目指し，特に手背に醜い手術瘢痕を作らないよう配慮する．

三指節母指・握り母指・屈指症・斜指症 ……………………………………堀井恵美子ほか　**69**
母指の変形は手の機能に大きく影響するので，早期より治療の開始が必要である．手は整容的にも重要であり，小指の変形に対しても，患者の気持ちに沿った治療が必要である．

多趾，多合趾症 ……………………………………………………………………根本　充ほか　**78**
母趾列および小趾列多趾症について代表的症例を提示しながら解説しています．術後に生じやすい形態の問題についても言及していますので多趾症手術前に一読していただければ幸いです．

骨延長器を用いた手足先天異常の治療 …………………………………………宮脇　剛司ほか　**86**
手足の比較的小さな長管骨に利用できる骨延長器の選択や装着時の要点を述べた．骨延長では完全な骨切りと延長器装着後に抵抗なく 4～5 mm 程度の延長が行えるか確認し，初期延長せずに延長開始まで数日待機する．

| ライターズファイル ……………………………… 前付 3 |
| Key words index ………………………………… 前付 2 |
| PEPARS　バックナンバー一覧 …………………… 97 |
| PEPARS　次号予告 …………………………………… 98 |

「PEPARS®」とは <u>P</u>erspective <u>E</u>ssential <u>P</u>lastic <u>A</u>esthetic <u>R</u>econstructive <u>S</u>urgery の頭文字より構成される造語．

新刊書籍

今さら聞けない！ 小児のみみ・はな・のど診療 Q&A

Ⅰ、Ⅱ巻同時発売

子どもを診る現場で必携！

編集

加我君孝
（国際医療福祉大学言語聴覚センター長）

山中　昇
（和歌山県立医科大学 教授）

子どもの「みみ・はな・のど」を、あらゆる角度から取り上げた必読書！
臨床・研究の現場ならではの「今さら聞けない」129の疑問に、最新の視点からQ&A形式で答えます。

Ⅰ，Ⅱ巻とも
B5判　252頁　定価6,264円（本体価格5,800円＋税）
2015年4月発行

Ⅰ巻

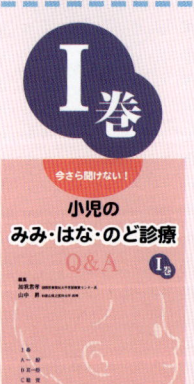

A. 一般
エビデンス、メタアナリシス、システマティックレビュー、ガイドラインの違いがよくわかりません／エビデンスのない診療はしてはダメですか？　ほか

B. 耳一般
子どもの耳のCTの被曝量は許容範囲のものですか？何回ぐらい撮ると危険ですか？MRIには危険はないのですか？／小耳症はどう扱えば良いですか？　ほか

C. 聴覚
新生児聴覚スクリーニングとは何ですか？／精密聴力検査とは何ですか？／聴性脳幹反応(ABR)が無反応の場合の難聴は重いのですか？　ほか

D. 人工内耳・補聴器
幼小児の補聴器はどのようにすれば使ってもらえますか？／幼小児の人工内耳でことばも音楽も獲得されますか？　ほか

E. 中耳炎
耳痛と発熱があったら急性中耳炎と診断して良いですか？／急性中耳炎と滲出性中耳炎の違いは何ですか？／鼻すすりは中耳炎を起こしやすくしますか？／急性中耳炎はほとんどがウイルス性ですか？／急性中耳炎の細菌検査で，鼻から採取した検体は有用ですか？　ほか

Ⅱ巻

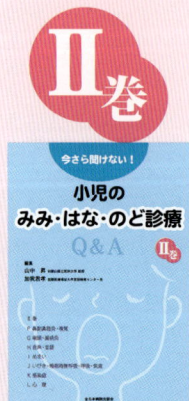

F. 鼻副鼻腔炎・嗅覚
鼻出血はどのようにして止めたら良いですか？／鼻アレルギーと喘息との関連を教えて下さい．ARIAとは何ですか？／副鼻腔は何歳頃からできるのですか？　ほか

G. 咽頭・扁桃炎
扁桃は役に立っているのですか？／扁桃肥大は病気ですか？　ほか

H. 音声・言語
"さかな"を"たかな"や，"さしすせそ"を"たちつてと"と発音するなど，さ行を正しく言えない場合はどのように対応すべきですか？　ほか

I. めまい
子どもにもメニエール病やBPPVはありますか？／先天性の三半規管の機能低下で運動発達は遅れますか？　ほか

J. いびき・睡眠時無呼吸・呼吸・気道
睡眠時無呼吸症候群は扁桃やアデノイドを手術で摘出すると改善しますか？　ほか

K. 感染症
子どもの鼻には生まれつき細菌がいるのですか？／抗菌薬治療を行うと鼻の常在菌は変化するのですか？／耳や鼻からの細菌検査はどのようにしたら良いですか？　ほか

L. 心理
学習障害はどのような場合に診断しますか？　ほか

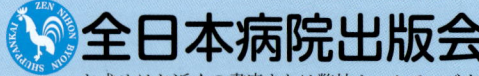

全日本病院出版会
〒113-0033　東京都文京区本郷3-16-4　Tel:03-5689-5989
http://www.zenniti.com　Fax:03-5689-8030

お求めはお近くの書店または弊社ホームページまで！

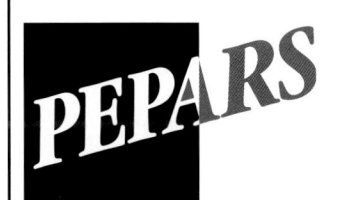

◆特集／手足の先天異常はこう治療する

母指多指症
―初回手術における注意点―

鳥谷部荘八[*1]　牛尾茂子[*2]

Key Words：母指多指症(thumb polydactyly)，骨抜き皮弁(fillet flap)，動脈皮弁(arterial flap)，腱移行(tendon transfer)，短母指外転筋(abductor pollicis brevis)，骨切り術(osteotomy)

Abstract　母指多指症は手の先天異常の中でも最も頻度が高く，一般形成外科においても比較的よく扱う疾患の一つである．しかし浮遊型から三指節母指など種々の形態があり，骨や腱，靱帯，筋の構成など複雑なものも存在し，術式の統一化は難しい．常に一定の良好な結果が得られるとは限らず，術後に変形や機能障害を有する症例も存在し，決して容易な疾患ではない．本項目では手術に主眼をおいて，母指多指症初回手術(各形態による再建法)に対する考え方，術後変形の予防を含めた対策，固定や処置，リハビリテーションに至るまでより実践的な「コツ」について述べた．

はじめに

母指多指症は手の先天異常でも最も頻度が高く，日本手外科学会の手の先天異常マニュアルにおいては Duplication：重複(Ⅲ)の Thumb polydactyly：母指多指症(A)に分類される[1]．発生頻度は1,000出生に0.5～1とされ[2]，日常診療機会が多くそれだけ手術に接する機会も多い．しかしながら浮遊型から三指節母指など種々の形態があり，骨や腱，靱帯，筋の構成など複雑なものも存在する．したがって常に一定の良好な結果が得られるとは限らず，術後に変形や機能障害を有する症例も存在する[3]~[6]．注意すべきは，本疾患は外見上母指が多いと判断されがちであるが，むしろ各々のパーツは低形成であるということを念頭に置くことである．「余剰母指を切除する」ととらえるのではなく，「不足している組織のなかで2本の母指から1本の母指に形成し直す」という感覚で手術に臨むことが重要である．

母指多指症の診断

母指多指症は外見上重複した母指を認めるため，その診断は容易である．しかし末節骨型で片側が非常に低形成の場合には腫瘍などと誤診されることもあり，注意を要する．本稿では治療に主眼を置くため，誌面の都合上，診断については簡略化する．

1．分類

一般に単純X線像の分岐部位に基づくWassel分類かそれに準じた分類が用いられている．ここでは日本手外科学会の手の先天異常分類マニュアルによる分類法[1]を推奨する．Wassel分類に準じ，1型と2型が末節骨レベル，3型と4型が基節骨レベル，5型と6型が中手骨レベルでそれぞれ，遠位での分岐または完全分岐を認めるものとしている(図1)．注意点としては三指節母指を伴うものは，Wassel分類ではⅦ型に分類されているが，いずれの型にも合併するため，3型三指節，4型三指節，5型三指節などのように表現する[1]．またぶらぶら母指は7型浮遊型，三角指節骨(delta pharanx)などの存在のためX線像で分岐部判定

[*1] Sohachi TORIYABE, 〒983-8520　仙台市宮城野区宮城野2-8-8　仙台医療センター形成外科・手外科，医長
[*2] Shigeko USHIO, 〒981-3133　仙台市泉区泉中央1丁目39-1　仙台形成外科クリニック泉中央・東北ハンドサージャリーセンター，院長

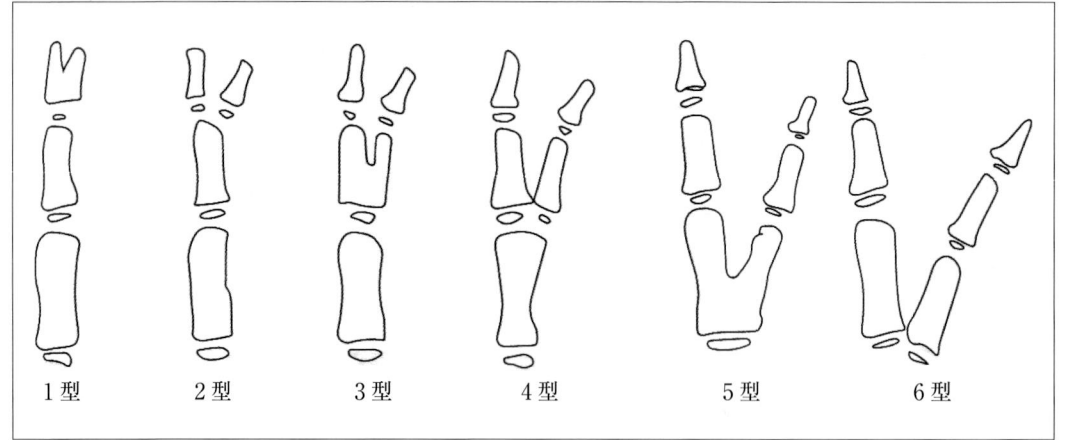

図 1. X 線像による分岐高位の分類
Wassel 分類に準じて X 線像の分岐部位により行う．X 線像で明らかな三指節母指を伴うものは，3 型三指節，4 型三指節，5 型三指節，6 型三指節のごとく記載する．また，ぶらぶら母指様の母指多指症は 7 型浮遊型とする．三角状骨(delta pharanx)などの存在のため X 線像で分岐部位の判定が困難な場合には，8 型その他に分類する(文献 1 より引用)．

困難なものを 8 型その他としている．
分岐レベルからみると 4 型が最も多く，次いで 2 型の頻度が高い[7)~9)]．

2．診察における注意点

1）術前 X 線画像

乳幼児の骨核未熟時期において，単純 X 線像は軟骨成分が多く，正確な病態の把握が困難である．そのため術前の X 線像と実際の手術時の分岐では異なる場面によく遭遇する[10)11)]．このため X 線画像は再建手術の参考程度にとどめる．一方で術中の関節造影[10)]や最近では超音波検査により術前の分岐の情報が得られている．しかし術前に得られる情報は限られており，決して過信してはならない．

2）実際の診察

術前の母指機能(両者とも)を把握する必要がある．MP 関節，IP 関節の自動他動屈曲，伸展の程度，関節の動揺性，対立機能の程度，第一指間の広さ，分岐部の動揺性などを丹念に調べ，再建が必要となる部位や組織を想定する．特に IP 関節の屈曲伸展に対する情報は重要であり，腱移行を含めた再建に関わってくる．

母指多指症の手術

1．手術時期

早期初回手術は技術的な難易度と患児の社会的，精神的負担軽減とのバランスを考える必要がある[12)]．精神的負担の軽減を考慮すると手の機能が発達，確立してくる生後 6~12 か月で初回手術を行う施設が多い[7)]．我々の施設でも 1 歳前後に行うことが多いが，温存母指が著しく低形成であるタイプや初回に骨切りを要するような複雑なタイプの場合には 1 歳半~2 歳まで待機する場合もある．

2．術式のポイント

多くの母指多指症は橈側指が低形成であり，この橈側指(余剰指)切除術を行うことが多い．しかし単純に橈側指(余剰指)切除といっても，実際は切除指より伸筋腱，屈筋腱，短母指外転筋，靱帯，骨膜，骨などを必要に応じて移行させる必要があり，単純に「切除」とは言い難い．大切なのは，本疾患は外見上母指が多いと判断されがちであるが，むしろ各々のパーツは低形成であるということである．「余剰母指を切除する」ととらえるのではなく，「不足している組織のなかで 2 本の母指から 1 本の母指に形成し直す」という感覚で手術に臨むことが重要である．一方で橈尺側ともに対称的なタイプには二分併合法(Bilhaut-Cloquet 法に代表される)を行うこともあるが，これについては別項目を参照されたい．

本稿では分岐型により手術をとらえるのではなく，必要な再建すべき組織は何かというアプロー

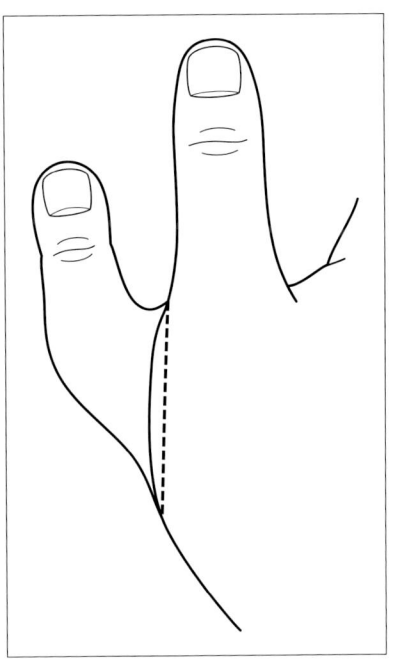

図 2.
温存母指の指尖部が低形成でない場合のデザイン
背側(実線),掌側(点線)ともに対称的に紡錘状にデザインし,術後側正中部に縫合線を一致させる.背側の皮膚に若干余裕を持たせ,皮膚軟部組織の不足(皮膚の緊張)に備える.縫合時に適宜トリミングするとよい.

チで手術法を述べる.ポイントとなる項目は以下の通りである.実際の手順と前後する項目もある.
 尚,当然のことながら 2.5 倍以上の拡大鏡下に手術が行われるべきで,一部顕微鏡下に行う場合もあることを付け加えておく.

1) 術前デザインと皮膚軟部組織の処理
2) 伸筋腱・屈筋腱の確認と移行
3) 関節形成
4) 側副靱帯の再建
5) 筋の移行
6) 骨切り術とその適応
7) 創縫合
8) その他
9) 固定と術後リハビリテーション

1) 術前デザインと皮膚軟部組織の処理

 温存指の指尖部,側爪郭の低形成を修正すべく,従来から fillet flap(骨抜き皮弁)などの組織移行が一般に行われてきた.しかし flap が再建を要すべき部位である指尖部まで届かないばかりか,逆にこの flap を使用したばかりに指全体のバランスを悪化させることもある.加えて掌側の瘢痕により MP 関節や IP 関節部での瘢痕拘縮を生じさせかねない.逆に言うと指尖部の再建のために多くの犠牲を払ってはならないということである.美しい母指の再建を考え,できるだけ指全体のバランスがよく術後瘢痕が目立たないデザインを選択すべきである.整容的な観点からデザインは非常に重要である.

a) 温存母指の指尖部が低形成でない場合

 術後瘢痕が側正中部に一致した線状瘢痕になるようなデザインを心掛ける(図 2).掌側背側ともに対称的に紡錘状にデザインし,術後側正中部に縫い上がるデザインとする.以前はジグザグ状や Z 状に縫い上がるようなデザインも散見されたが[13],側正中に一致した線状瘢痕が最も目立たない.掌側皮膚,背側皮膚の性状が異なるため皮膚を入れ替えるようなデザインは好ましくない.また一般患者は自らの身体に人工的なジグザク瘢痕があると違和感を感じていることを肝に銘じるべきである.

b) 温存母指の指尖部が低形成である場合

 前述のごとく指尖部,側爪郭の再建のため整容的,機能的に問題を孕んでいる fillet flap は用いない.近年余剰指よりの島状動脈皮弁による指尖部再建法が普及してきた[14](図 3).本法はコツさえつかめば手技的に容易であり,fillet flap に取って代わる優れた再建法であると考える.コツは以下の通りである

(1) 側正中部に沿ったデザイン

 皮弁血流に問題があった場合には単純切除に切

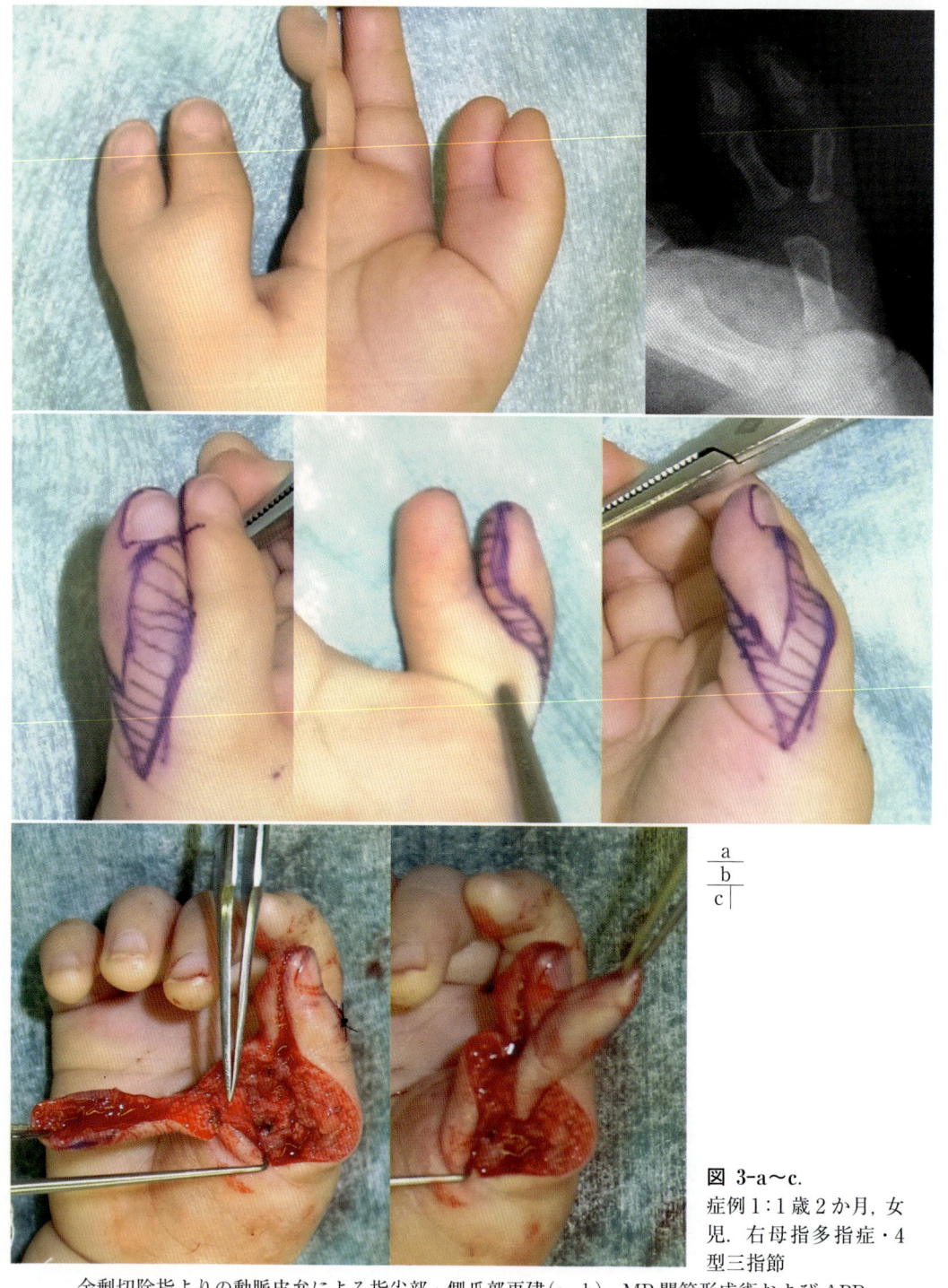

図 3-a〜c.
症例 1：1 歳 2 か月，女児．右母指多指症・4 型三指節
余剰切除指よりの動脈皮弁による指尖部・側爪郭再建(a, b)，MP 関節形成術および APB 移行術(c)

り替えることができる．

(2) 皮弁のサイズ

 Oblique triangular flap に準ずるが，皮弁は切除指全体から挙上するようなイメージで皮弁の大きさを最終的に決定する．デザインはあくまでも目安とし，指尖部を十分に被覆できるように，かつ不足しがちな基部の被覆も十分対応させる．皮膚切除はできるだけ最終段階に行い，指全体のバランスを考慮した皮弁形態とする．

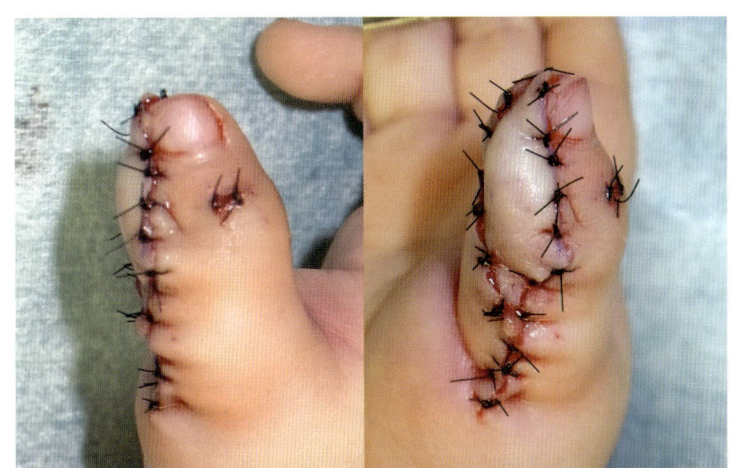

図 3-d, e.
EPL 移行は温存指末節部に小切開を入れて EPL 停止部尺側に縫合固定した (d). 術後 1 年 6 か月 (e)

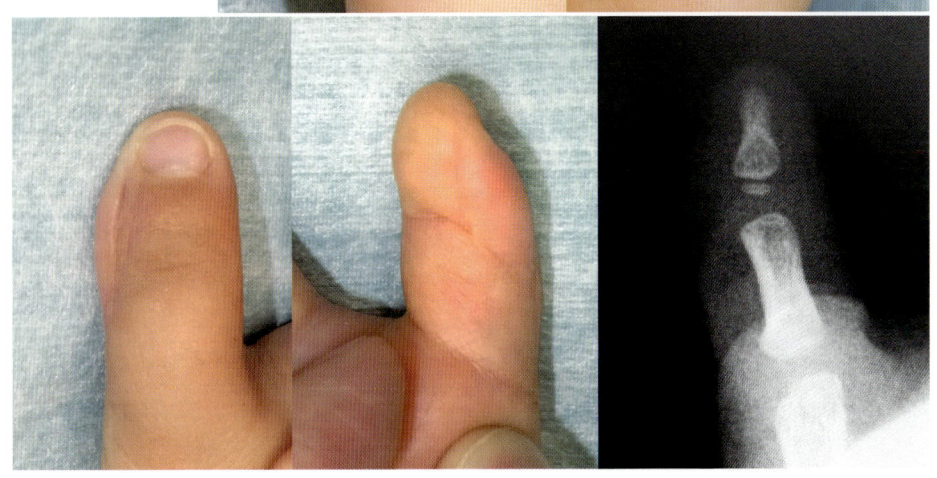

(3) 神経血管束の処理

神経血管束周辺には十分な軟部組織を付着させて茎とし(決して神経血管束を剥離分離してはならない),茎の延長が得られるまで軟部組織を基部にかけて十分剥離する.

(4) 温存指の剥離

Trap door 変形予防のため,皮弁を挿入する温存指の皮下組織を十分剥離し,皮弁の内反を防ぐ.この温存母指の皮下剥離は術後変形の予防に非常に重要である.

(5) 指節皮線部の処理

術後 IP 関節,MP 関節部での瘢痕拘縮予防のため,指節皮線に限ってジグザグになるような処理を行う.

母指多指症は,重複した関節軟骨,関節靱帯の緩みによる関節不安定,外在筋の異常走行など術後指軸偏位を起こす多くの要因が内在している.

これら問題への対策として,関節軟骨形成術,腱移行や矯正骨切り術などが行われているが,その手技,適応は術者により異なっている.本稿では実際に筆者らが実践している方法について具体的に述べる.なお,注意すべき点は伸筋腱,屈筋腱,短母指外転筋の確保は手術の最も早い段階で行い(6-0 ナイロン糸などでマーキングする),関節形成,靱帯再建,矯正骨切り術などが終了した段階で腱移行,筋移行を行い,全体のバランスを取るということである.

2) 伸筋腱・屈筋腱の移行

まず術前の診察で温存母指の伸展,屈曲が可能かを確認する.それにより伸筋腱,屈筋腱の再建を要するか見当をつける.ただし乳幼児の診察において指の自動屈曲伸展の判断が不確定な場合も多く,術中の診察が重要になる.それ以上に重要なことは,腱移行術は指軸偏位を矯正する手技でもあるということである.長母指屈筋腱(以下,

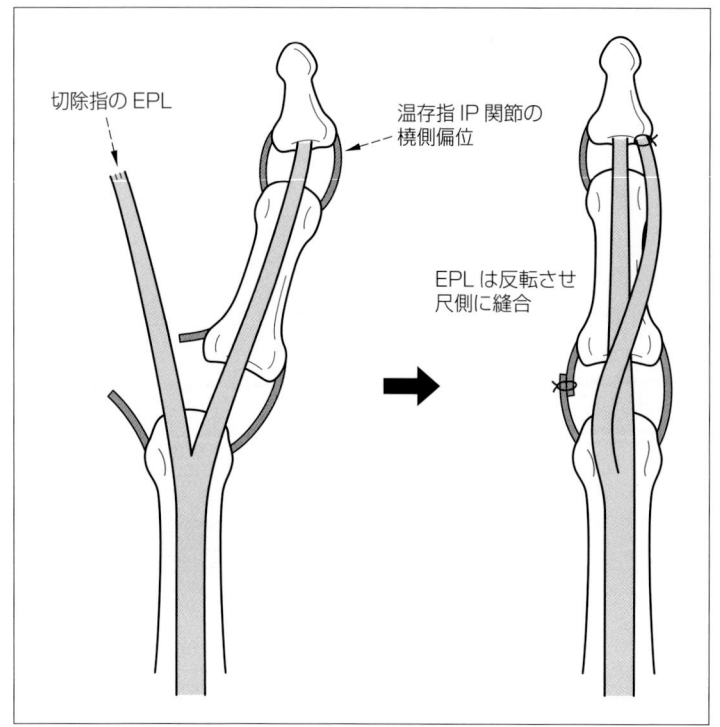

図 4.
EPL 移行術
切除指よりできるだけ長く EPL を剥離確保する．温存指腱停止部の尺側に縫合固定し，アライメントを矯正する．

FPL)，長母指伸筋腱(以下，EPL)の付着，走行の異常を修正し，指軸偏位を予防することは術後の変形にとって極めて重要である[15]（図 4）．

a）EPL 腱移行術

皮膚切開後の展開はまず切除指の背側よりアプローチする．その際に EPL の分岐部や走行を確認する．EPL は大抵 Y 字型に分岐しており，これをできるだけ遠位にまで剥離確保する．腱停止部の骨膜まで付着させ長さを確保する．この操作により腱移行がより温存指尺側遠位にまで到達可能となる．この切除指 EPL 移行術によりアライメント矯正がある程度可能となる．

次いで温存指の EPL を牽引し，IP 関節が十分に伸展するか否かを確認する．大抵 IP 関節伸展は可能であるが，温存母指の EPL が低形成の場合や三指節母指の場合（後述）には IP 関節伸展不能なこともあり注意を要する．その際には切除指よりの EPL 移行が必要である．いずれの場合にも切除指からの EPL 腱移行は温存指 EPL 停止部の尺側にやや強めに縫着する（図 4）．その際，十分に縫着するだけの視野が得られない場合には新たな皮切を温存指末節部におく（図 3-d）．

b）FPL 腱移行術

切除指の FPL も EPL 同様に Y 字型を呈することが多いが，同じ腱鞘内を走行している場合もあり，その処理には注意を要する．EPL 同様に長めに剥離確保しておく．温存母指の FPL を牽引し，IP 関節屈曲を確認する．極めて少ないが屈曲不能の場合のみ腱移行を行う．温存指の FPL と競合する恐れがあるため，FPL 移行の適応は慎重にする．腱移行は pull-out 法などは不要で，5-0 ナイロン糸にて 3 針ほど腱終末部に縫合固定する．腱移行後に再度移行腱を含めて牽引し，引っかかりのある場合には A1 腱鞘を切離する．

3）関節形成
4）側副靱帯の再建

これらは操作上一連の流れで行うことが多いため，まとめて記載する．

末節骨型も基節骨型も分岐する部位で分離させなければならないが，注意点としては分離させた部分（骨露出か関節露出）をしっかりと骨膜や靱帯を用いて被覆再建することである．そのためには図 5 の黒矢印のごとくできる限り靱帯・骨膜を温存させながら，余剰指（骨）を切除することである．同時に切除指の関節包・側副靱帯も十分剥離する．

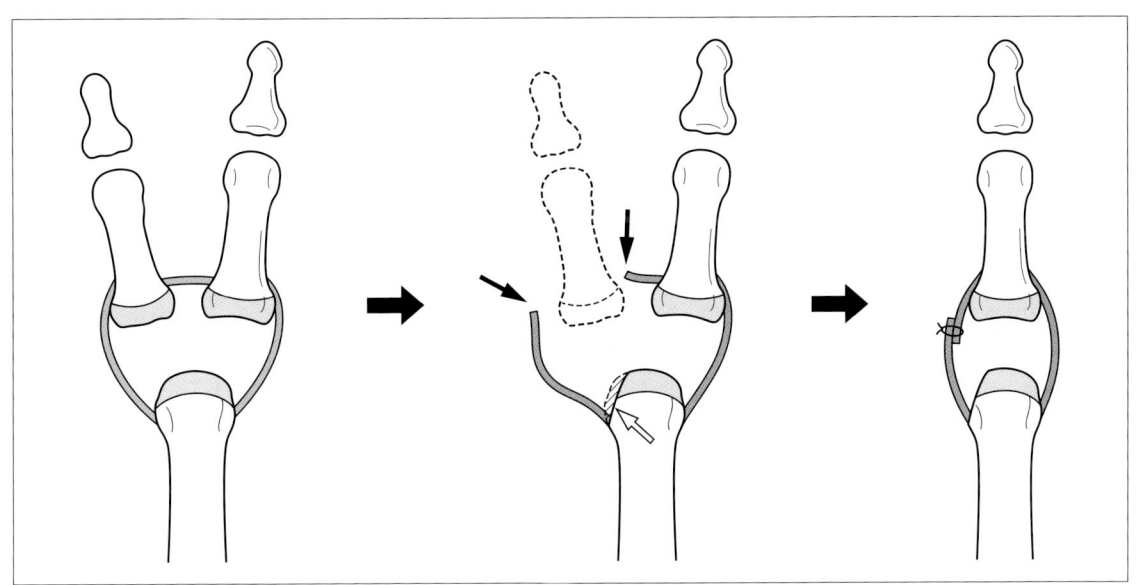

図 5. 関節形成および側副靱帯の再建
切除指の側副靱帯は一部骨膜を付着させ温存する(黒矢印). 関節面の適合性とアライメントを十分考慮して軟骨頭(斜線)の shaving を行う(白矢印). 温存した側副靱帯を重ねるようにやや強めに縫合する.

その際, 側副靱帯は骨から 15 番メスなどにより鋭的に剝離しながら, 骨頭 shaving のためのスペースを確保する(図 5 白矢印).

次いで軟骨頭の shaving[16]を行うが, その際は単に斜めに切除するのではない. 再建する関節面が温存母指の遠位関節軟骨と良く適合するように, 平面ではなく局面状に加工するイメージで行う(図 5). 削りすぎもよくない.

軟骨頭の shaving 後に側副靱帯の再建を行うが, 温存指の靱帯と切除指の靱帯を重ね合わせるようにややきつめに縫合する. 我々は 5-0 ナイロンにて 3~5 針縫合している. 縫合後は必ず関節の stability を確認し, 健常側母指の関節よりやや強めを心掛ける.

5) 筋の移行

橈側指が低形成である場合が圧倒的に多く, 基節骨型, 中手骨型の場合, 短母指外転筋(以下, APB)移行術が必要となる. APB は橈側指に停止していることが多いが, 両側にまたがって停止していることもある. めったにないが尺側切除の場合には母指内転筋移行術を要する. 以下 APB 移行術について詳細に記載する.

APB を橈側指遠位より剝離確保する. その際, できるだけ長さを確保するために遠位骨膜を含めるとよい. 確保した APB はナイロン糸などでマーキングするが, より自由度を獲得するため筋体の近位まで十分に剝離する. 骨, 関節形成処理の後に APB 移行術を行うが, 縫着する部位に工夫が必要となる. より確実な母指対立機能の再建のため, 温存母指基節骨橈側ではなく尺側に縫着させる. 長めに確保した APB は EPL の下を通して基節骨尺側基部にしっかりと縫着するのである. これにより, より強く確実な母指対立機能が獲得される. 万一, 十分な長さの APB が確保できなかった場合には EPL に縫合する[17]. 我々は吸収糸ではなく 5-0 または 4-0 ナイロン糸でしっかりと縫合している(図 6).

これら軟部組織の再建が終了した段階で, 母指をフリーにした状態で指軸がまっすぐになっていることと MP 関節, IP 関節が伸展 0° であることを確認する.

6) 骨切り術とその適応

母指多指症初回手術における骨切り術は意見が分かれ, また多くの問題を孕んでいる. 指軸に 20° 以上の偏位がある場合, 初回手術での骨切り術を勧めている報告も多い[10]. しかし初回手術時には

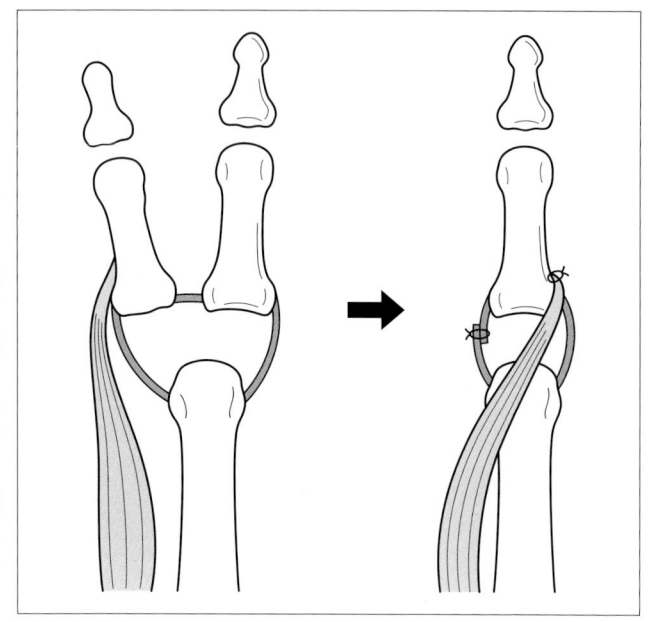

図 6. APB 移行術
確実な母指対立機能の再建のため，温存母指基節骨橈側ではなくより尺側に縫着させる．長めに確保した APB は EPL の下を通して基節骨尺側基部にしっかりと縫着させる．

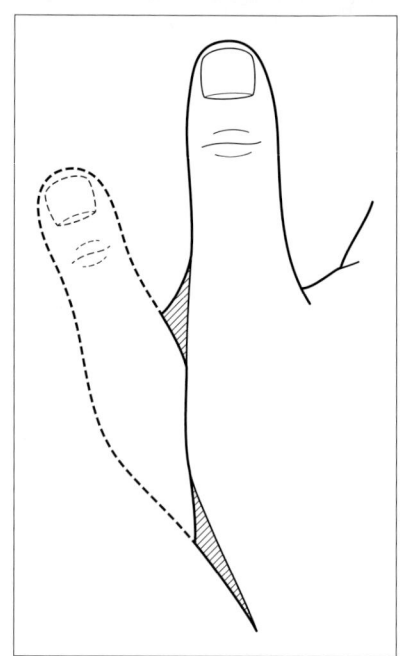

図 7. Dog-ear・余剰皮膚の修正
この部位での dog-ear・余剰皮膚は術後に目立つため，縫合部が自然な流れになるように斜線部をトリミングし，丁寧に縫合する．

骨切り術を行わない方針で，良い結果を得たという報告もある[18]．注意すべきは術前の単純 X 線像では骨格異常の正確な評価が困難であるということ，正確な骨切り術は困難であるということ，それに骨切り術により骨の短縮をきたすということである．骨切り術は，関節軟骨形成術，腱修正術後にも残る指軸偏位に対して高い治療効果が認められるが，骨切り術の適応には，X 線前後像での骨軸偏位，分岐，軟骨癒合状態などの正確な判断が必要である．このことは現実的には困難である．

我々は原則として初回の骨切り術は行わない方針をとっている．筋，腱による指軸矯正が困難と思われる症例については，初回骨切り術を行うが，大部分の場合初回骨切り術は不要であると考える[13]．目安としては指軸 25〜30° 以上の偏位としている．その際には関節内骨頭部での骨切り術ではなく，骨幹部での骨切り術を行う．骨幹部においてはより正確により容易に骨切りが可能である．具体的には 0.7 mm K 鋼線にて数か所穴をあけ，ラスパやメスを用いて慎重に骨切りを行う．その際できる限り若木骨折となるよう一部の骨膜・骨をつけて骨切りするとよい．骨固定は 1.0 mm K 鋼線 2 本にて行う．

7）創縫合

母指多指症治療の究極の目標はやはり美しい母指を再現することにある．縫合について詳しく言及した報告は少ないが，仕上げの意味においても重要な項目である．

側正中部の線状瘢痕が目立たないと考える．その際に再建母指側面のカーブが自然な形態になるようにトリミングする必要がある．この部位でのdog-ear や皮膚の余剰は意外に目立つため，できるかぎり丁寧な修正を試みる（図7）．

また前述のごとく動脈皮弁により指尖部・側爪郭を再建する場合には爪に対して左右対称になるようにする．皮弁は最終段階まで切除せず大きめのまま再建母指の近位より自然な流れを大切にして縫い上げる．その際，皮弁は指尖部尖端をやや越える程度まで差し込み，温存母指の皮下は広く剝離し，皮弁が内反しないようゆったりと収まるようにする[14]．動脈皮弁による最も多い変形はtrap-door 変形であることからこの操作は重要である．縫合糸は 5-0, 6-0 ナイロン糸を用いているが，バイクリルラピッド® を用いることもある（図8）．

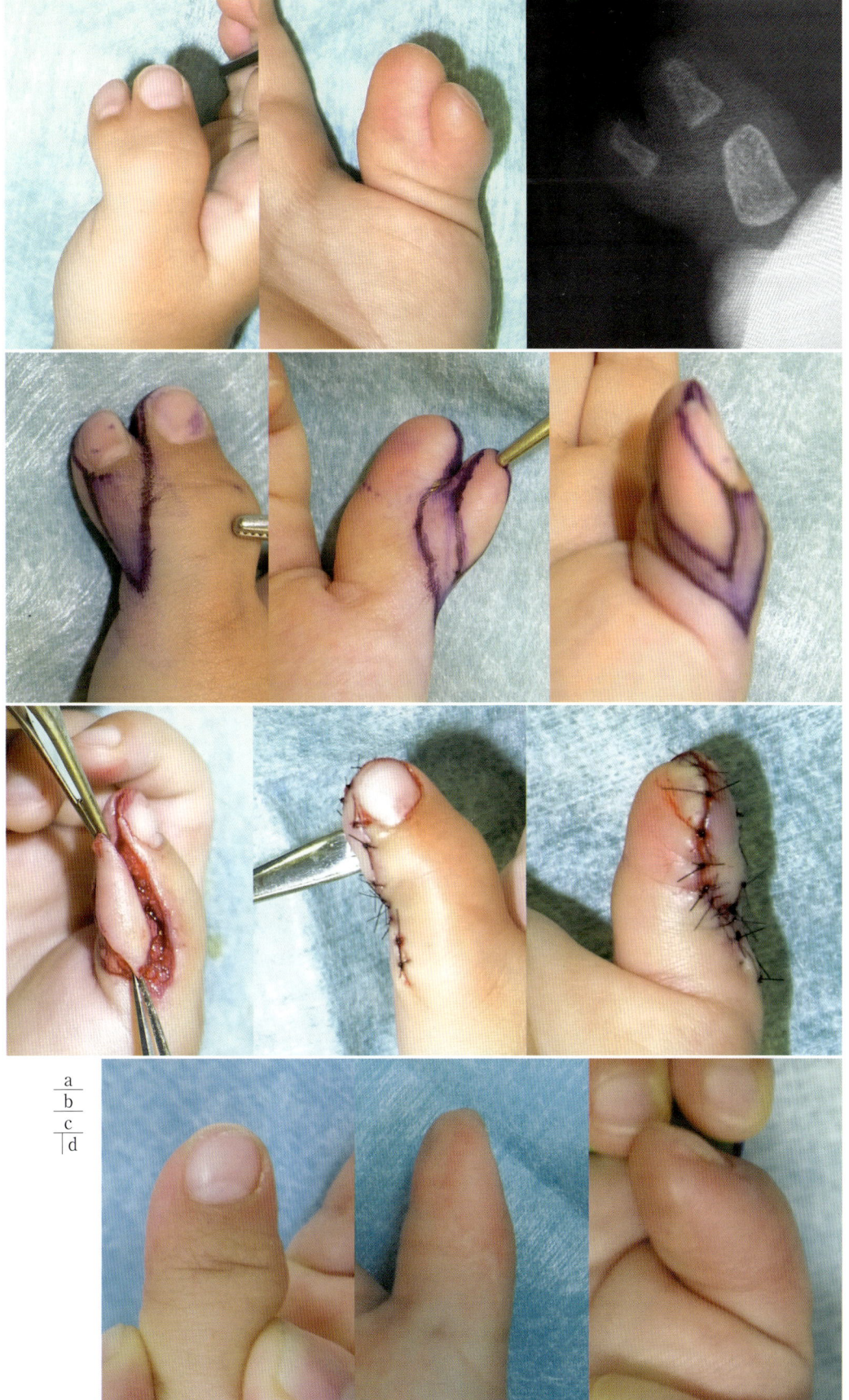

図 8. 症例 2：10 か月，女児．右母指多指症・2 型
余剰切除指よりの動脈皮弁による指尖部・側爪郭再建(a〜c)．IP 関節形成術では基節骨軟骨の shaving は不要であった．術後 2 年(d)

8）その他

母指多指症は上記の再建すべき点以外にも，様々な注意点がある．ここでは浮遊型や中手骨型の注意点，第一指間の狭小化，三指節母指などに対してどのようにアプローチすべきかを述べる．

特に2)～5)は症例により様々なバリエーションがあり，症例ごとにきめ細やかな対応が望まれる．代表症例を図9に示しながら解説する．

(1) 浮遊型

ぶらぶら母指様であり細い茎で連続している．茎内には動脈，神経を含むことが多く，茎の太さは様々である．運動性はなく，筋腱の移行の必要性はなく専ら整容的な手術と考えられる．生後すぐに結紮処理し壊死・脱落させる方法もあったが，瘢痕の突出が目立つことが多く推奨できない[2]．一般的には茎を外科的に切除し，丁寧に縫合することを勧める．

(2) 中手骨型

中手骨型は橈側指が低形成である場合がほとんどであり，CM関節を共有することはあまりない．基節骨型同様にAPBの移行や腱移行は必要となる．また第一指間の狭小化を認めることが多く（図9-b），場合によっては指間拡大や中手骨安定化のため指列移行術を行う．またMP関節の不安定性を認めることもある．短母指伸筋腱（以下，EPB）は低形成のことも多いが，可能な限り温存指に移行させる．EPBの移行によりMP関節の安定化が図られる（図9-c）．

(3) 第一指間狭小化

健常側に比べ，著しく狭い場合には初回手術での指間拡大を要する．第1，第2中手骨間角度が30°以下の場合と言われていたが，術前X線画像では母指最大外転しているわけではなく，X線像では判断できない．我々は外観上，最大外転した母指と示指の角度が約90°（「L」の形）であれば指間形成は不要と考えている．

末節骨型や基節骨型でこの指間形成をすることはほとんどないため，中節骨型の切除指よりの皮弁により指間形成を施す[19]．その際，温存母指の背側の静脈はできるだけ温存し，うっ血の予防とする（図9-c）．

(4) 三指節母指

温存指（尺側が多い）に三指節母指を認める場合には術後成績がよくないとされている[6]．温存指成分の切除側への移行や，関節切除，余剰指節骨の摘出を考慮する[13]．このタイプで特に注意を要することは，温存指のEPLが末節骨に停止しておらず，余剰指節骨に停止している場合がある[20]ということである．必ずEPLを牽引し，IP関節の伸展が問題ないことを確認する．余剰指節骨摘出によりEPLは末節骨まで届き，IP関節伸展が可能となる（図9-c）．

繰り返しになるが様々なバリエーションがあり，症例ごとにきめ細やかな対応が望まれる．

9）固定と術後リハビリテーション

骨切り術を要した場合にはK鋼線により内固定を行い，骨癒合が得られる4～5週まで鋼線刺入が必要となる．骨切り術を要しない場合でも，関節形成やAPB移行を行った場合にはK鋼線による内固定を行う．通常は指尖部より1.0 mm K鋼線にてIP，MP関節伸展位，CM関節橈側外転位として固定する．固定期間は要した再建の複雑さにもよるが，2～3週としている．

外固定は通常は母指より前腕遠位レベルにかけてギプス包帯により行うが，骨切り術を要した場合には肘上，肘関節90°屈曲位で外固定する．ドレッシングは術後1週までは交換せず，抜糸は術後2週前後に行うことが多い．ドレッシング交換時や手指温浴時などにおいて，処置者は再建母指を確実に外転させ，再建したAPBに決して負荷をかけてはならない．

抜糸後ドレッシングが薄くなる時期にはギプス包帯から熱可塑性プラスチックによる外固定に切り替えて，外固定は術後3週程度行う（骨切り術の場合には4～5週）．その後2か月程度母指伸展外転位での夜間スプリント療法を行う．日中は積極的に手を使わせることを親に指導するが，通常リハビリテーションは不要であることが多い．我々の経験では3歳半で母指多指症初回手術を行った症例には通院リハビリテーションを要した

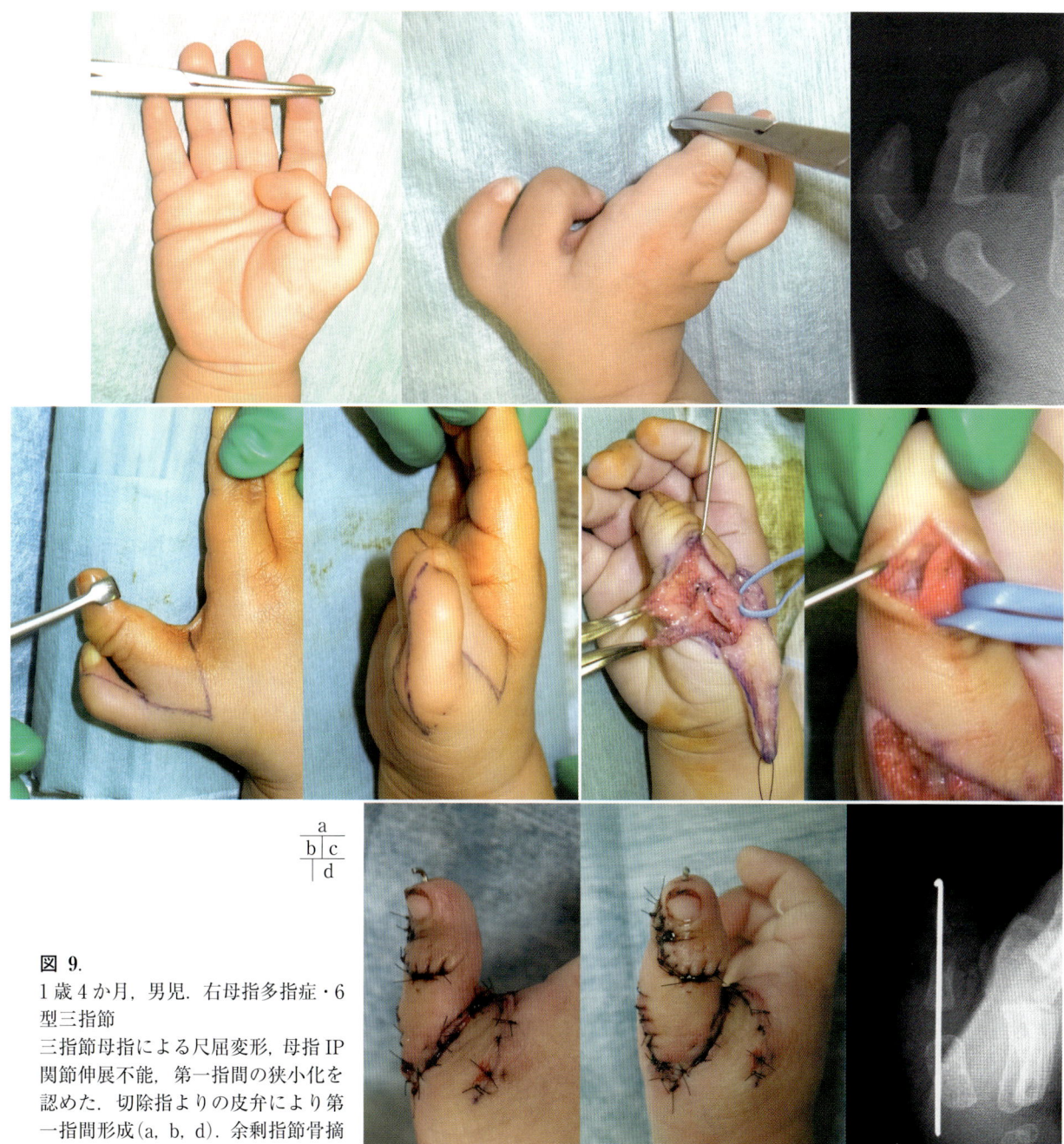

図 9.
1歳4か月,男児.右母指多指症・6型三指節
三指節母指による尺屈変形,母指IP関節伸展不能,第一指間の狭小化を認めた.切除指よりの皮弁により第一指間形成(a, b, d).余剰指節骨摘出(c)

が,それ未満の症例には不要であった.

代表症例

症例1:1歳2か月,女児.右母指多指症・基節骨4型三指節(図3)

前述のステップに沿って手術を行った.余剰切除指よりの動脈皮弁による指尖部・側爪郭再建(図3-a, b),MP関節形成術およびAPB移行術(図3-c),EPL移行は温存指末節部に小切開を入れてEPL停止部尺側に縫合固定した(図3-d).術後1年6か月時の状態(図3-e).

症例2:10か月,女児.右母指多指症・末節骨2型(図8)

本症例もステップに沿って行った.余剰切除指

よりの動脈皮弁による指尖部・側爪郭再建(図 8-a~c), IP 関節形成術においては基節骨軟骨の shaving は行わず, 側副靱帯縫合を行った. 術後 2 年の状態(図 8-d).

症例 3：1 歳 4 か月, 男児. 右母指多指症・中手骨 6 型三指節(図 9)

三指節母指による尺屈変形, 母指 IP 関節伸展不能, 第一指間の狭小化を認めた. 切除指よりの皮弁により第一指間形成(図 9-a, b, d). その際温存母指の背側の静脈は温存した. 術前単純 X 線像ではいわゆる Wassel VI 型であったが, 実際は癒合し中手骨より分岐しており, この部位で切離した. 三指節母指温存指の EPL が末節骨に停止しておらず, 余剰指節骨に停止していたため, EPL を牽引したが IP 関節の伸展は不能であった. 余剰指節骨摘出により EPL は末節骨まで縫合固定が可能となり, IP 関節伸展が可能となった(図 9-c). APB は基節骨尺側に縫合固定した.

まとめ

母指多指症は浮遊型から三指節母指など種々の形態があり, 骨や腱, 靱帯, 筋の構成など複雑なものも存在し, 術式の統一化は難しい. 常に一定の良好な結果が得られるとは限らず, 術後に変形や機能障害を有する症例も存在し, 決して容易な疾患ではない. 本疾患は外見上母指が多いと判断されがちであるが, むしろ各々のパーツは低形成である.「余剰母指を切除する」ととらえるのではなく,「不足している組織のなかで 2 本の母指から 1 本の母指に形成し直す」という感覚で手術に臨むことが重要である. 術前デザインと皮膚軟部組織の処理, 伸筋腱・屈筋腱の確認と移行, 関節形成, 側副靱帯の再建, 筋の移行, 骨切り術とその適応, 創縫合など肝となるステップを確実に丁寧に修復再建し, 良く動く美しい母指の再建に役立ててほしい.

引用文献

1) 日本手の外科学会先天異常委員会：手の先天異常分類マニュアル. 日手会誌. **17**：353-365, 2000.
2) 神　裕道ほか：【四肢先天異常診療マニュアル】母指多指症. PEPARS. **5**：50-58, 2005.
3) 堀井恵美子ほか：母指多指症術後変形の検討. 日手会誌. **10**：861-864, 1994.
4) 牧野仁美ほか：タイプ別母指多指症の長期術後成績. 日手会誌. **20**：185-188, 2003.
5) 荻野利彦ほか：母指多指症に対する再手術の原因の検討. 日手会誌. **11**：892-894, 1995.
6) 荻野利彦ほか：母指多指症の治療成績と成績不良例の検討. 日手会誌. **10**：857-860, 1994.
7) 凌　晨光ほか：当科における先天性多指症症例の検討. 日手会誌. **10**：853-856, 1994.
8) Wassel, H. D.：The results of surgery for polydactyly of the thumb. Clin Orthop Relat Res. **64**：175-193, 1980.
9) 米延策雄ほか：多指症 232 例の分析. 日整会誌. **54**：121-134, 1980.
10) 射場浩介：母指多指症の診断と治療. 整・災外. **51**：141-148, 2008.
11) 岡　一郎ほか：手の奇形の発現状況の観察. 日手会誌. **5**：771-774, 1988.
12) Yen, C. H., et al.：Thumb polydactyly：clinical outcome after reconstruction. J Orthop Surg. **14**：295-302, 2006.
13) 堀井恵美子ほか：母指多指症. 手指の外科—修復, 再建とリハビリテーション. 高岡邦夫ほか編. 190-193, メジカルビュー, 2004.
14) 山本　康ほか：余剰指からの島状指腹皮弁を使用した母指多指症指尖形成法. 日手会誌. **25**：266-269, 2008.
15) Horii, E., et al.：Reconstruction for Wassel type IV radial polydactyly with two digits equal size. J Hand Surg. **34A**：1802-1807, 2009.
16) 高畑智嗣ほか：母指多指症手術における関節軟骨 Shaving の形態および機能に及ぼす影響—長期成績の検討—. 日手会誌. **10**：868-871, 1994.
17) 津下健哉：先天異常. 手の外科の実際. 612-621, 南江堂, 1985.
18) 平山隆三ほか：母指多指症の長期術後成績の検討. 臨整外. **31**：279-280, 1996.
19) 加藤博之：母指多指症に対する矯正手術. 手関節・手指の手術. 三波明男ほか編. 229-233. 中山書店, 2012.
20) 鳥谷部荘八ほか：関節固定術および指間形成術により治療した三指節母指の 1 例. 日形会誌. **29**：159-164, 2009.

新刊書籍のご案内

カラーアトラス

乳房外Paget病
―その素顔―

著者：熊野公子、村田洋三
　　　（兵庫県立がんセンター）

目　次

第Ⅰ章	乳房外Paget病とserendipityの世界
第Ⅱ章	乳房外Paget病の興味深い基礎知識
第Ⅲ章	乳房外Paget病の素顔に出会う術
第Ⅳ章	男性の外陰部乳房外Paget病の臨床パターン
第Ⅴ章	女性の外陰部乳房外Paget病の臨床パターン
第Ⅵ章	発生学から乳房外Paget病を俯瞰する：多様な皮疹形態の統一的理解
第Ⅶ章	外陰部以外の乳房外Paget病の特徴
第Ⅷ章	稀に出会う興味深い症例
第Ⅸ章	乳房外Paget病の鑑別診断
第Ⅹ章	乳房外Paget病の手術治療の進め方
第Ⅺ章	進行期の乳房外Paget病の話題

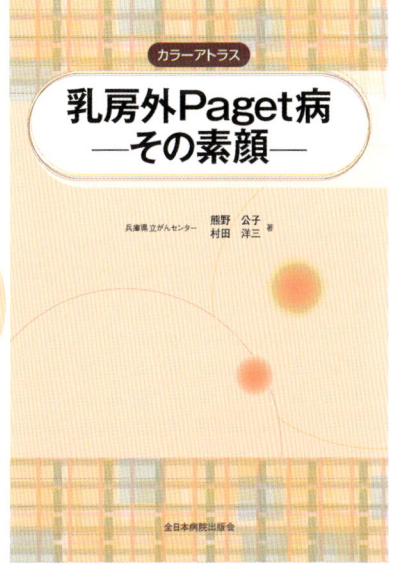

B5判　オールカラー　252ページ
9,720円（本体価格9,000円＋税）
ISBN：978-4-86519-212-4 C3047

　乳房外Paget病とは何か？　謎に満ちたこの腫瘍の臨床的課題に長年にわたって全力をあげて取り組み、数々の画期的業績を上げてこられた著者らが待望の書籍を刊行した。臨床に即した実践的内容の書物であるが、最近はやりの安直・マニュアル本とはまったく異なる。本書は乳房外Paget病を扱いながらも、その思想は広く医療の全般に通底する。皮膚腫瘍学のみでなく、臨床医学の思考能力を深め、実践的力量を高めるうえで必読の名著である。

（斎田俊明先生ご推薦文より抜粋）

　本書は熊野公子、村田洋三の名コンビによるおそらく世界初の、Paget病に関する総説単行本である。
　最近はEBM（Evidenced Based Medicine）という言葉がはやりだが、私（大原）は文献報告を渉猟・集積しただけでは真のEBMではないと考えている。本書のように、長年にわたる多数例を自らが経験すればこそ、そのなかから普遍的な真理が演繹的に導き出されるのである。
　両先生のライフワークである本書の完成を心から喜ぶものである。

（大原國章先生ご推薦文より抜粋）

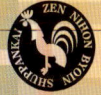

全日本病院出版会

〒113-0033　東京都文京区本郷3-16-4
Tel：03-5689-5989　　Fax：03-5689-8030
http://www.zenniti.com

お求めはお近くの書店、または弊社まで

◆特集／手足の先天異常はこう治療する

母指多指症：二分併合手術について

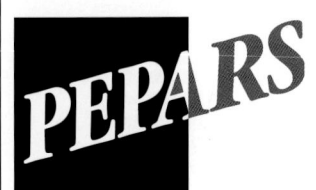

松浦　愼太郎*

Key Words：多指症(polydactyly)，母指(thumb)，母指多指症(thumb polydactyly)，二分併合法(Bilhaut-Cloquet procedure)，形成不全(hypoplasty)

Abstract　母指多指症は発症率が高い四肢先天異常で，表現型は多岐にわたり手術方法は一様ではない．爪甲，末節骨，指腹部皮膚軟部組織が橈側・尺側母指とも低形成で，いずれを残しても健側母指に比して極端に細くなる症例に対し二分併合手術法が選択されてきた．二分併合手術は Bilhaut-Cloquet 法として広く知られている．橈尺側母指が低形成である日手会分類 1 型から 4 型が二分併合法の適応範囲になると考える．本法は骨接合の方法や爪床の処置など高度な手術手技が要求される術式である．爪甲変形や再建母指の成長による偏位など術後変形をきたし二次修正術を必要とする症例も経験してきた．Baek らは，2007 年に新たな改良を加えた術式を modified Bilhaut-Cloquet procedure として報告した．術前に橈側・尺側母指の爪甲横幅，IP 関節周囲径を計測し，適応症例を選択している．残す母指の爪甲横幅が健側母指の平均約 75％ の症例に対し，我々は Baek 法を行い良好な結果を得た．

はじめに

　母指多指症は，1,000～1,500 出生に 1 人と最も発症率が高い四肢先天異常で，通常では遺伝性は認められない．母指多指の表現型は多岐にわたり，その手術方法は一様ではない．多くの症例では，過剰母指切除と症例によって短母指外転筋腱移行術の追加などが選択される．しかし，爪甲，末節骨，指腹部皮膚軟部組織が橈側・尺側母指ともに低形成で，いずれを残しても健側母指に比して明らかに細くなる症例に対し二分併合手術法が選択されてきた．二分併合法は，Bilhaut[1]が最初に報告した術式で，Bilhaut-Cloquet 法として広く知られている．本術式は，骨接合の方法や爪床の処置など高度な手術手技が要求される手術法で，様々な術式の工夫が追加され Bilhaut 変法として行われてきた．我々の講座では，丸毛ら[2]が報告した Bilhaut 変法を行ってきた．しかし，Bilhaut 変法は良好な母指の形態が得られる症例もあるが，爪甲変形や再建母指の成長による偏位など術後変形をきたし二次修正術を必要とすることがあり，我々も二次修正例を経験してきた．Baek ら[3]は，Bilhaut-Cloquet 法に新たな改良を加えた新しい術式を modified Bilhaut-Cloquet procedure（以下，Baek 法）として報告した．すなわち，切除母指の末節骨発育板切除と骨接合，爪床縫合の工夫について詳細に述べ良好な術後成績について報告した．

　今回，Bilhaut が報告した原法からその後変遷した Bilhaut 変法について概観するとともに，最近我々が経験した Baek 法手術例について紹介する．

手術時期・適応

　四肢先天異常例では，一般的に生後 1 年前後，体重 10 kg を目安に手術を計画している．橈尺側

---

*Shintaro MATSUURA，〒105-8461　東京都港区西新橋 3-25-8　東京慈恵会医科大学形成外科学講座，准教授

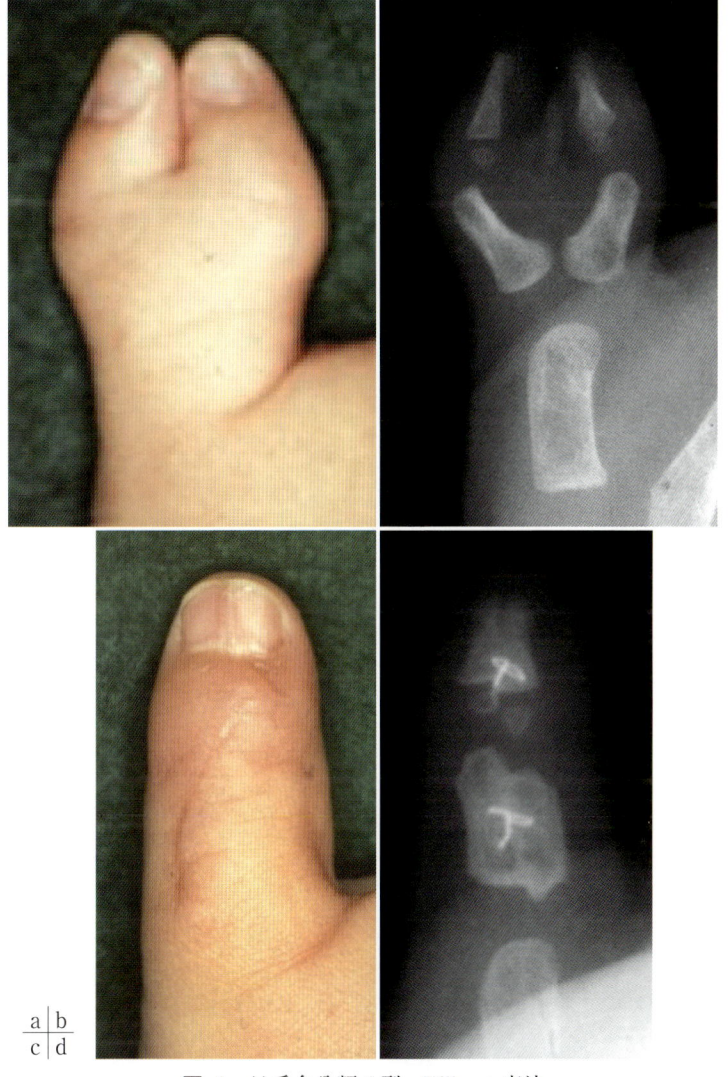

図 1. 日手会分類 4 型，Bilhaut 変法
a：術前正面写真．橈尺側母指は同程度に低形成である．
b：術前単純 X 線写真
c：術後 5 年の状態．軽度の爪甲変形を認めるが良好な母指の形態を得た．
d：術後 5 年の単純 X 線写真

母指が低形成な日手会分類 1 型から 4 型が二分併合法の適応範囲であると考える．爪甲の大きさ，軟部組織量を目安に適応症例を選択するため，術前に橈側・尺側母指の爪甲の横幅，IP 関節周囲径を計測する．我々が Baek 法を選択した症例は，残す母指の爪甲横幅が健側母指の平均約 75% で皮膚軟部組織が低形成な症例であった．

症 例

2010 年以降，我々は 5 例の初回手術例と，3 例の Bilhaut 変法の術後変形症例に Baek 法を応用し用いた．初回手術例は，日手会分類 2 型 2 手，3 型 1 手，4 型 2 手であった．二次修正は 2 型 1 手，4 型 2 手であった．症例を供覧する．

症例 1

Bilhaut 変法を行った日手会分類 4 型の症例で，術後 5 年では軽度の爪の段差変形を認めるが，骨アライメントの偏位もなく，母指の形態は良好である（図 1）．

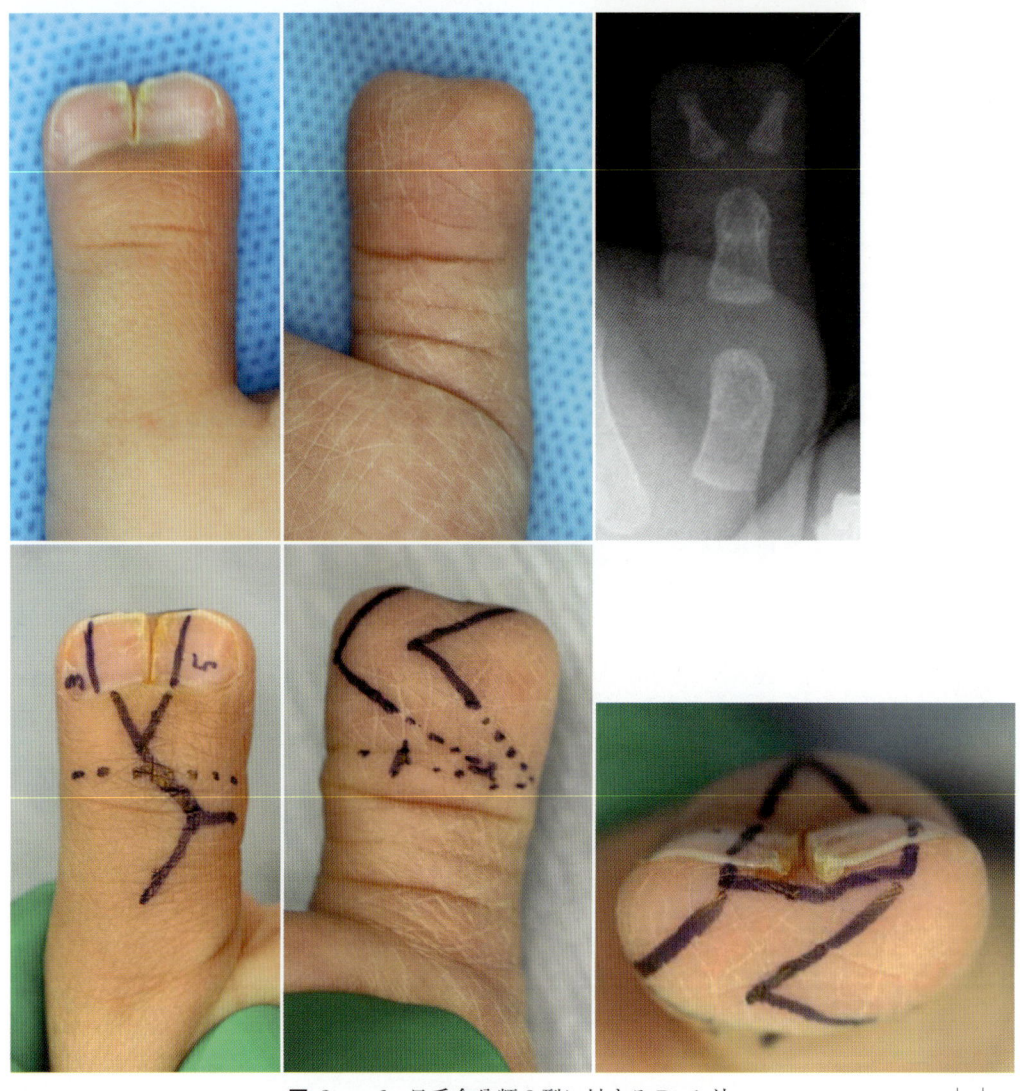

図 2-a～f. 日手会分類 2 型に対する Baek 法
a：術前正面の状態
b：術前掌側
c：術前単純 X 線写真
d：背側デザイン
e：掌側デザイン
f：指尖からみたデザイン

症例 2

日手会分類 2 型．生後 10 か月で Baek 法を行った．術前の爪甲幅は，健側 8 mm，患側橈側 7.5 mm，尺側 7 mm，IP 関節周囲径は健側 43 mm，患側 46 mm であった(図 2-a～c)．橈側爪甲 3 mm，尺側爪甲 5 mm と再建爪甲幅 8 mm とし，掌背側皮膚切開は zig-zag 切開とした(図 2-d～f)．爪甲の Seagull deformity を予防するため，爪床下で末節骨上に切除した骨軟骨を移植した(図 2-g)．爪床は 8-0 ナイロンで縫合した(図 2-h)．術後 1 年の現在，爪甲，指腹部の形態および単純 X 線写真による骨アライメントは良好である(図 2-j～n)．

症例 3

日手会分類 3 型．生後 13 か月で Baek 法を行った．健側爪甲幅は 8.5 mm，患側橈側 6.5 mm，尺

	g	h	i
j	k	l
	m	n

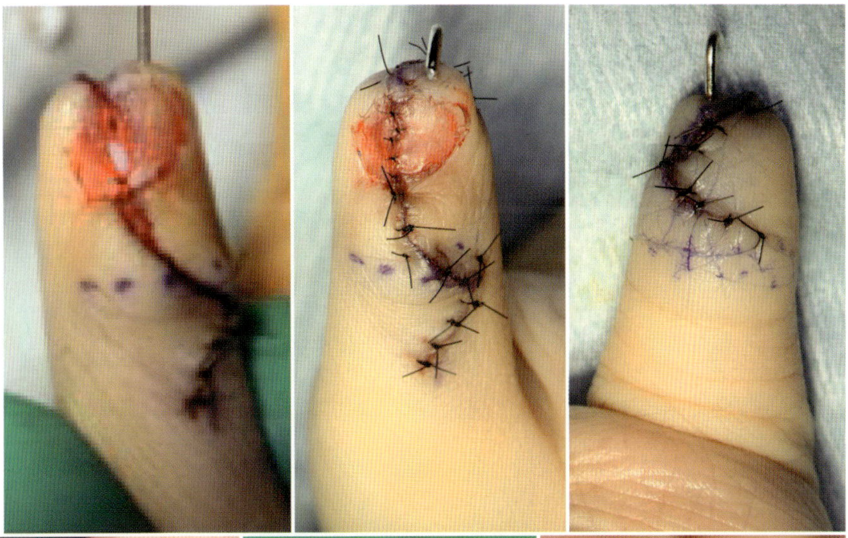

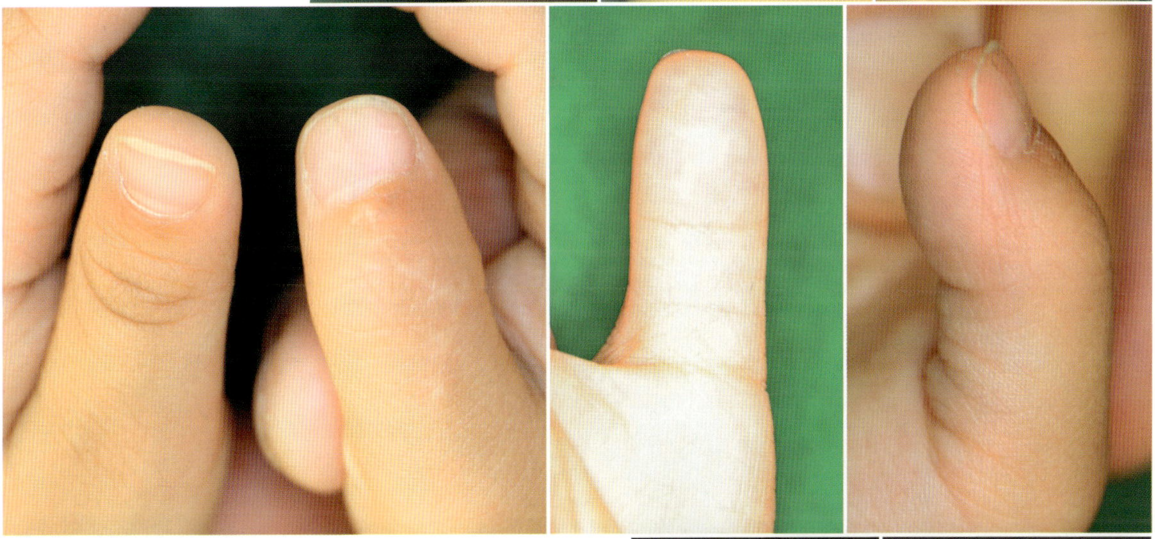

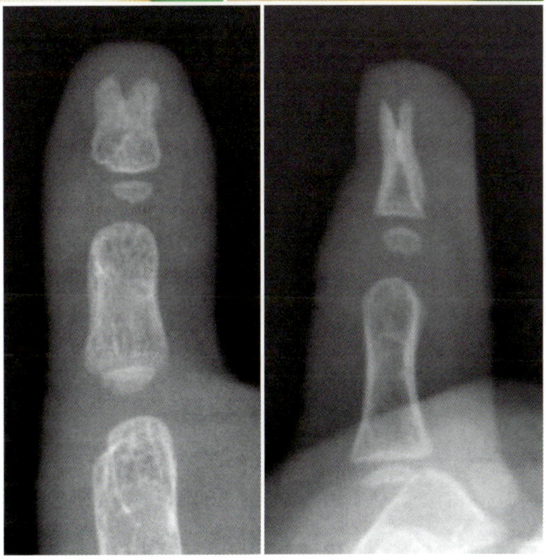

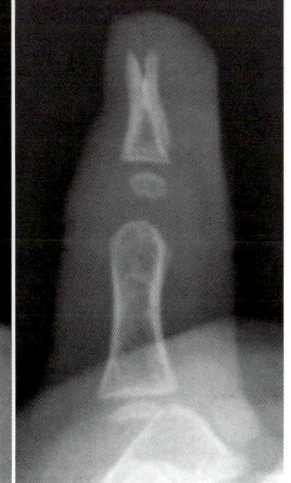

図 2-g〜n.

g：爪床縫合時．爪甲の Seagull deformity を予防するため，爪床下・末節骨上に切除した骨軟骨を移植した．
h：術直後の状態．背側
i：術直後の状態．掌側
j：術後 1 年の状態．背側像
k：術後 1 年の状態．掌側像
l：術後 1 年の状態．側面像．IP 関節自動屈曲 45°
m：術後 1 年単純 X 線写真．正面
n：術後 1 年単純 X 線写真．側面

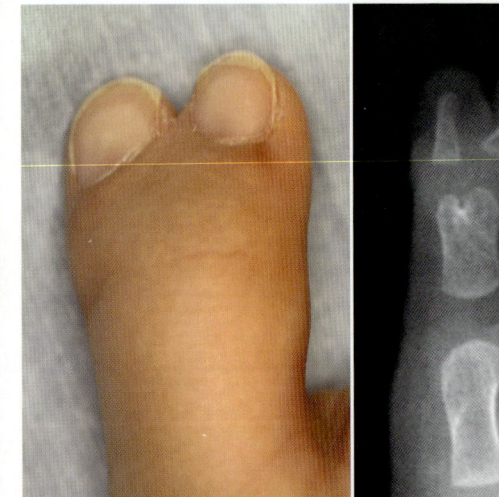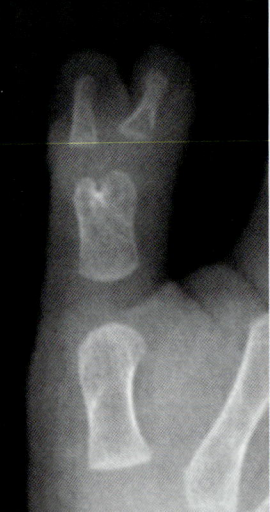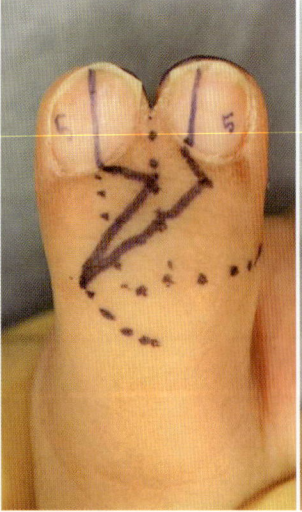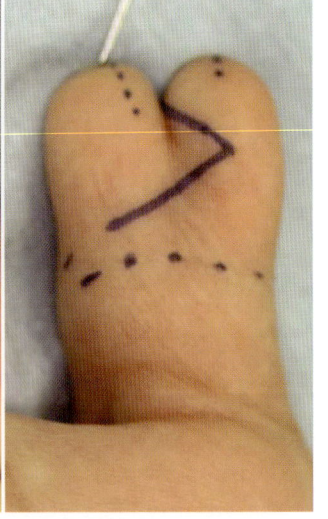
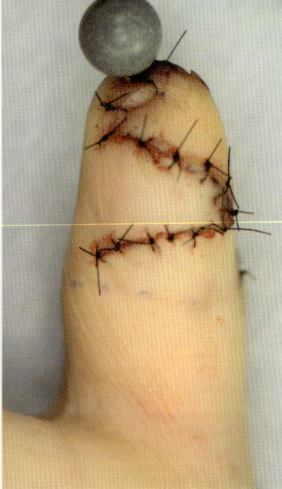
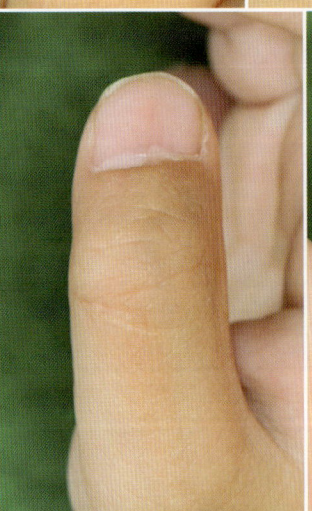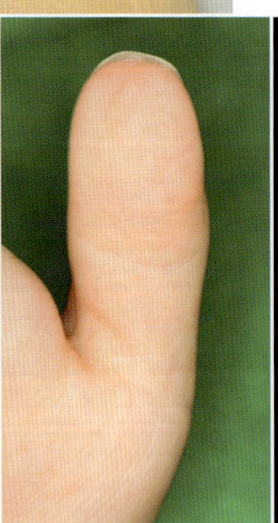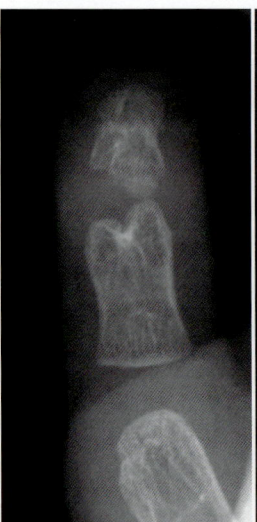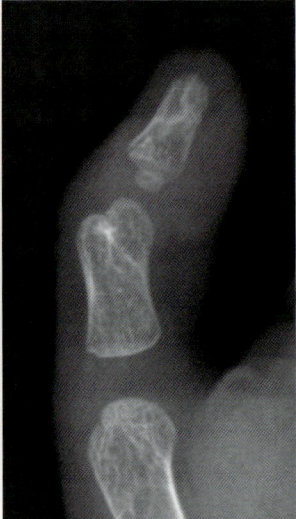

図 3.
Baek 法を用いた日手会分類 3 型
　a：術前正面の状態
　b：術前単純 X 線写真
　c：背側のデザイン
　d：掌側のデザイン
　e：術直後．背側
　f：術直後．掌側
　g：術後 2 年 1 か月の状態．背側
　h：術後 2 年 1 か月の状態．掌側
　i：術後 2 年 1 か月の単純 X 線写真．正面
　j：術後 2 年 1 か月の単純 X 線写真．側面

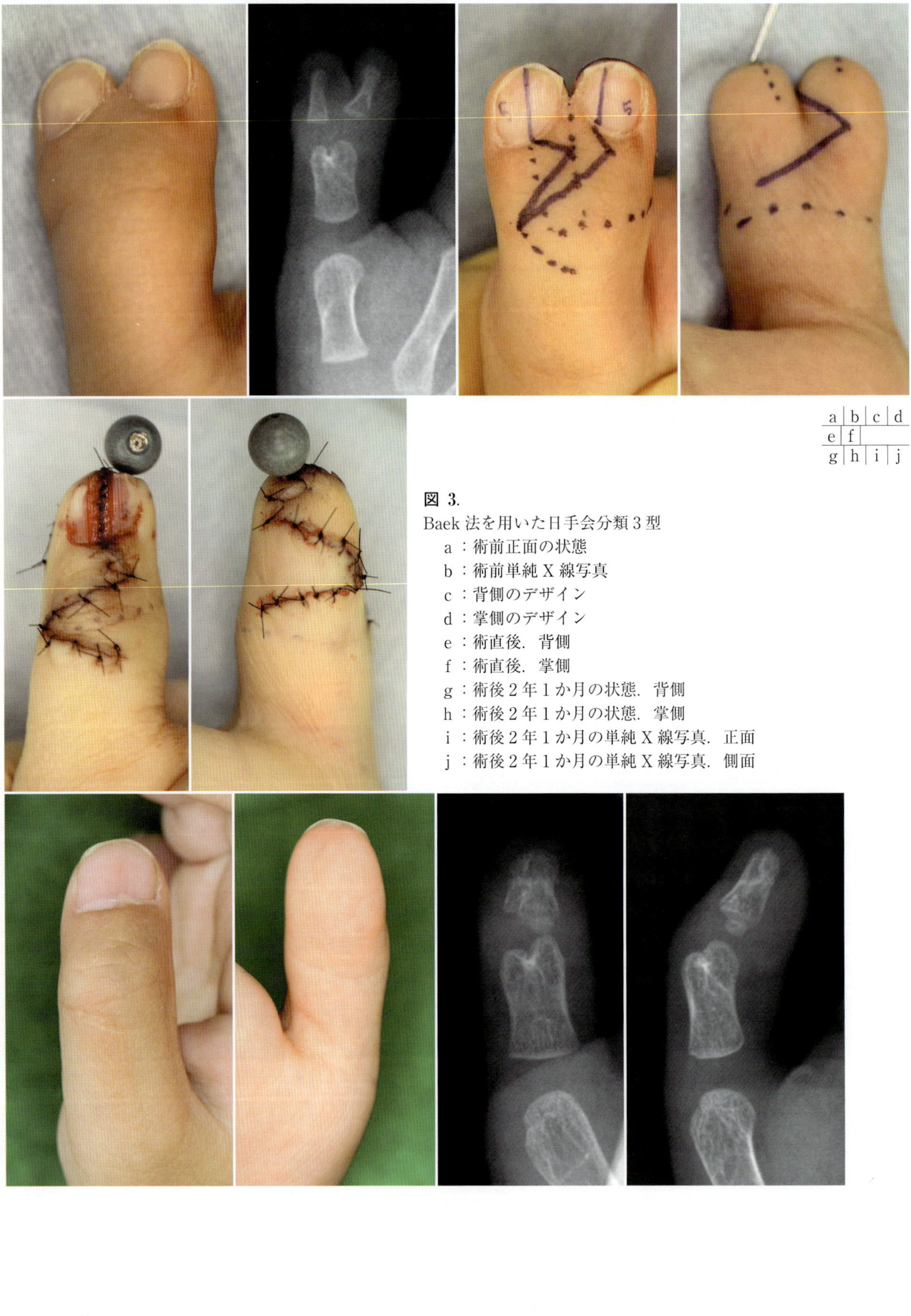

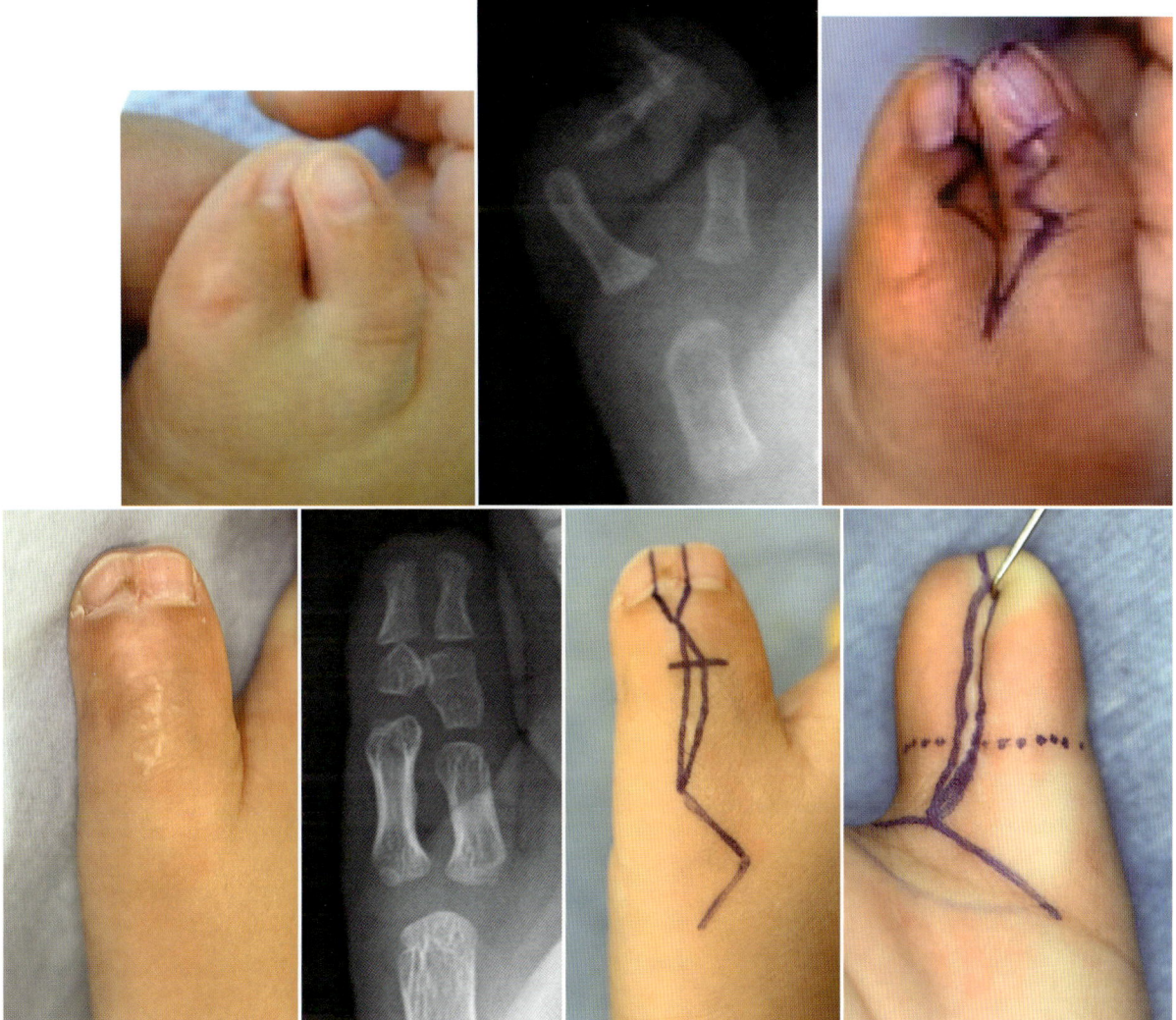

|a|b|c|
|d|e|f|g|

図 4-a〜g. 日手会分類 4 型の二次修正例
a：初回手術前の状態
b：初回手術前単純 X 線写真
c：初回手術時のデザイン(丸毛の Bilhaut 変法)
d：二次修正術前，初回手術から 4 年 8 か月の状態
e：二次修正術前，初回手術から 4 年 8 か月の単純 X 線写真
f：二次修正時デザイン．背側
g：二次修正時デザイン．掌側

側 6.5 mm, IP 関節周囲径は健側 42 mm, 患側 49 mm であった(図 3-a, b). 再建した爪甲幅は橈尺側とも 5 mm, 計 10 mm とした(図 3-c). 術直後の状態，爪床は 8-0 ナイロンで縫合した(図 3-e). 術後 2 年 1 か月の現在，良好な母指の形態とアライメントが再建できた(図 3-g〜j).

症例 4

日手会分類 4 型三指節(図 4-a, b)に対し, Bilhaut 変法(図 4-c)を行い，術後に生じた変形に対し二次修正術を行った症例である．Seagull deformity を呈する幅広い爪甲，橈尺側の指節骨は癒合していない(図 4-d, e). 手術瘢痕を利用し皮膚を切開し，爪甲幅は健側と同じ幅とした(図 4-f, g). 橈側母指列に Baek 法に準じた方法で成長軟骨板の処置や爪床を形成し，基節骨はスクリュー・軟鋼線で内固定した(図 4-h〜j). 二次修

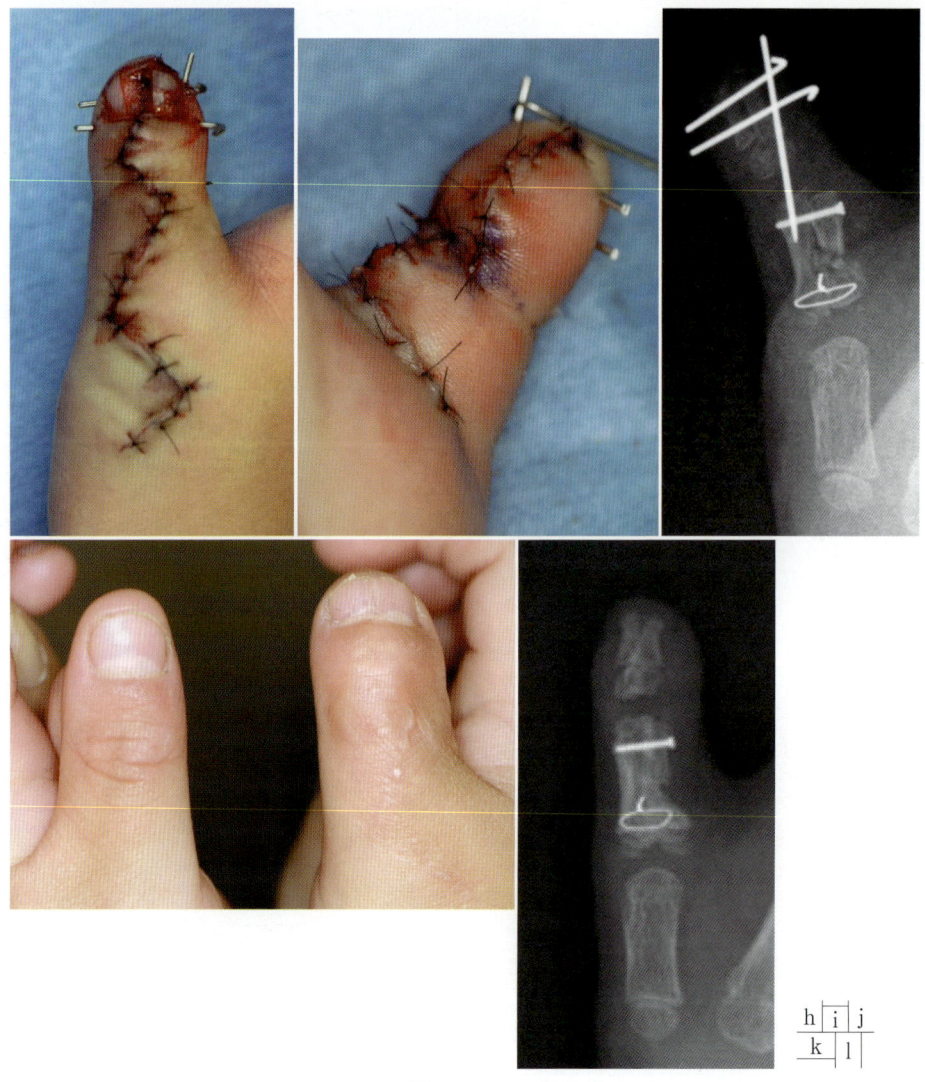

図 4-h〜l.

h：二次修正術後．背側
i：二次修正術後．掌側
j：二次修正術後の単純X線写真．基節骨の内固定にスクリュー，軟鋼線を使用した．
k：二次修正術後9か月の状態
l：二次修正術後9か月の単純X線写真

正術後9か月の現在，健側に比し爪甲は幅広いが術前と比して母指形態の改善を得た（図4-k，l）．

考 察

1．二分併合法について

Bilhaut[1]は，両側の爪が同大で指尖が左右に開いている末節骨型母指多指症例に対し，掌背側にY字型切開を加え，両側爪は中央で割り，対向する末節骨の骨・軟骨を削り両側の骨を接合させる新しい手術法（Bilhaut原法）を1891年に報告した（図5）．Bilhautが報告した手術法は，二分併合法またはBilhaut-Cloquet法と広く呼ばれているが，我々が渉猟し得た限りCloquetの出典が明らかでないため我々はBilhaut法と呼んでいる．三浦[4]は，母指多指症の手術は過剰指を切除するという考え方ではなく，2つの重複した不完全な母指の各々から必要とする組織を組み合わせ，1つの機能的，形態的に許容し得る母指を形成する手術であると述べた．丸毛ら[5,7]，江川ら[6]はBilhaut原法を用いた母指多指症の術後成績について報告

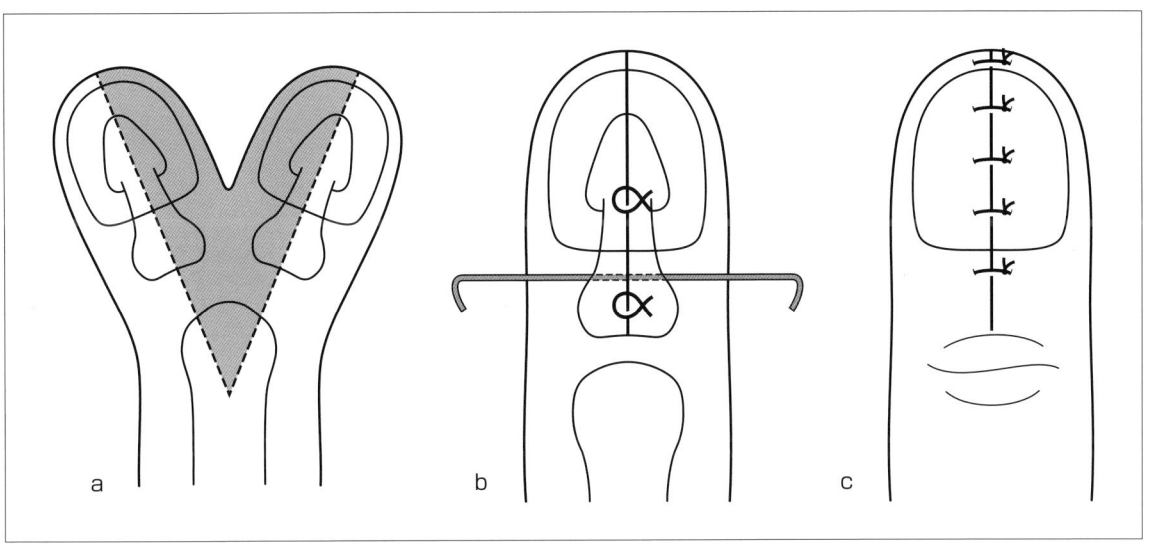

図 5．日手会分類 2 型に対する Bilhaut 原法
　a：掌背側に Y 字切開を加える．
　b：末節骨は中央で割り，軟鋼線，キルシュナー鋼線で骨を接合する．
　c：術後の縫合線

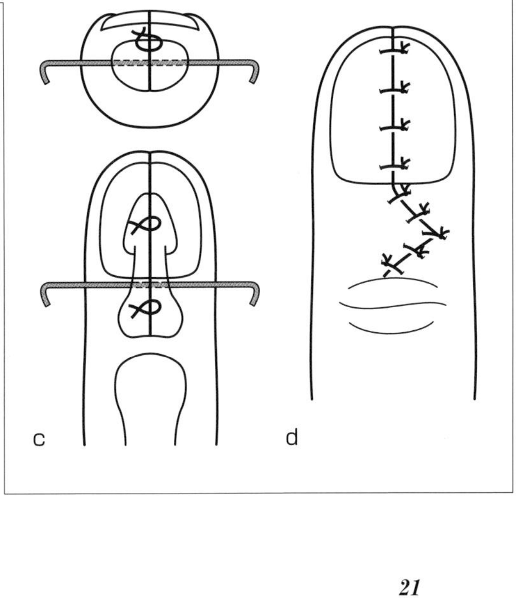

図 6．
丸毛の Bilhaut 変法
　a：皮膚切開のデザインを示す．爪根部の皮膚切開は zig-zag とした．
　b：爪甲，末節骨切除範囲を灰色で示す．
　c：骨の固定方法．骨は軟鋼線で強固に wire 固定し，キルシュナー鋼線で trans-pinning する．
　d：術後の縫合線

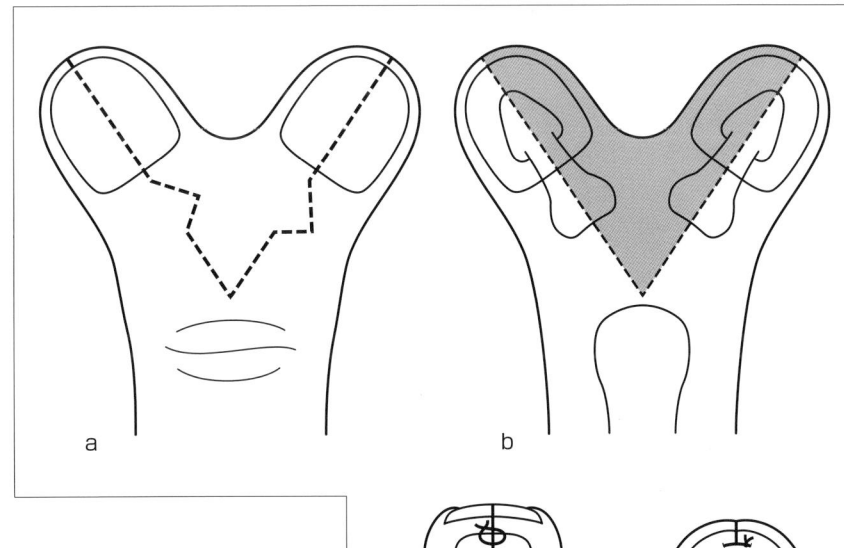

した．その後，丸毛ら[2]は Bilhaut 原法の術後成績について述べ，併合した爪の段差が目立つ，爪の幅が成長とともに健側より広くなる，母指の太さが健側に比し太くなる，指が橈尺側いずれかに偏位するものがあるなどの本法の欠点を指摘し，原法に改良を加えた術式を Bilhaut 変法として，後爪郭部の zig-zag 皮膚切開，骨膜・爪床の骨からの剝離操作，末節骨の固定法，吸収糸を用いた爪母・爪床縫合など手術手技について詳細に報告した（図 6）．北山[8)9)]，加藤ら[10)]も Bilhaut 原法を改変した術式を Bilhaut 変法として報告している．栗

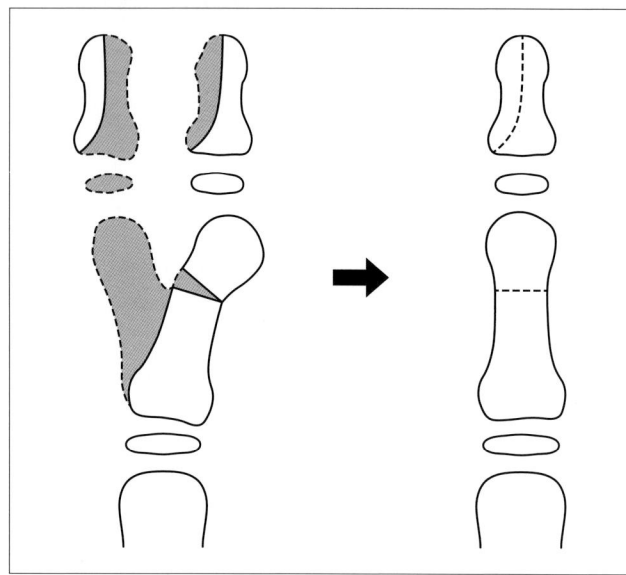

図 7.
Baek 法
日手会分類 3 型に対する Baek 法．末節骨の処置が特徴的である．基節骨の骨切りは症例により選択される．
(Baek, G. H., et al.：Bilhaut-Cloquet procedure for Wassel type-Ⅱ and Ⅲ polydactyly of the thumb. J Bone Joint Surg Am. 89：534-541, 2007. より引用)

原ら[11]は，術後平均 7 年 7 か月の Bilhaut 変法を行った 39 例について検討し，再建母指の側方偏位例はなく，可動域は IP 関節平均 25°，MP 関節平均 70° で，爪甲の二次修正は 4 例 10.3％ に行ったが，併合された爪甲は多少の線状あるいは段差を認めるものの本人の満足度は高いと報告した．Tonkin[12]らは，爪甲幅が健側の 70％ である Wassel type Ⅲ，Ⅳ，Ⅶ の 5 例に Bilhaut-Cloquet 法を用い，爪甲形態は健側と異なるが機能・整容的に満足する結果を報告した．

2．手術適応について

我々は，残す母指の爪甲横幅が健側母指の平均約 75％ で，皮膚軟部組織が低形成である症例を Baek 法の適応とした．同様に橈・尺側母指が低形成であるが，残す母指の爪甲幅が 80％ 以上ある例では，皮膚軟部組織の augmentation を目的として，爪甲や骨アライメントから選択した母指に切除側から骨抜き皮弁を挙上して再建する fillet flap 法を選択している．最近では手術手技の煩雑さや術後変形のため，二分併合法は選択されない印象を受けるが，橈尺側母指が爪甲，皮膚軟部組織ともに低形成な症例では，選択されるべき術式の 1 つであると考える．手の先天異常を治療する手外科医として，日頃から手外科の知識や手術技術の向上に励み Bilhaut 法を行えるよう準備すべきであると考える．Bilhaut 変法術後の二次修正手術の経験から，経験が未熟な医師が行う術式ではないことは明白である．

3．Baek 法に対する私見

Baek らが報告した modified Bilhaut-Cloquet procedure は，末節骨の処置，すなわち一側末節骨の発育板を切除することが最大の特徴である（図 7）．爪甲の Seagull deformity を予防するため，末節骨の接合に注意を要する．筆者は，横方向に鋼線を刺入することが困難な例では，掌側骨をナイロン糸で縫合固定している．背側骨皮質の曲面が合わない場合は，骨皮質の一部を骨折させて切除した骨軟骨を爪床下に移植した．短期成績では良好な爪形態を得ている．爪床の縫合は 8-0 吸収糸を用い縫合している．

まとめ

1）二分併合法は Bilhaut が最初に報告し，Bilhaut-Cloquet 法として広く知られている．

2）Bilhaut 原法は，術後成績から術式が改良され Bilhaut 変法として報告されてきた．

3）Baek らが報告した modified Bilhaut-Cloquet procedure は，術後の爪甲変形，成長に伴う母指の偏位もなく優れた術式である．

4）我々は Baek 法を 5 例の初回手術例と 3 例の Bilhaut 変法術後の二次修正例に用い良好な結果を得た．

文 献

1) Bilhaut, M.：Guerison d'un pouce bifide par un nouveau procede operatoire. Congr Fr Chir. **4**：576-580, 1890.
2) 丸毛英二, 増澤源造, 平瀬雄一：母指多指症手術の一考案—Bilhaut 変法—. 外科診療. **1783**：387-390, 1985.
3) Baek, G. H., Gong, H. S., Chung, M. S., et al.：Modified Bilhaut-Cloquet procedure for Wassel type-Ⅱ and Ⅲ polydactyly of the thumb. J Bone Joint Surg Am. **89**：534-541, 2007.
4) 三浦隆行, 木野義武, 中村翏吾ほか：母指多指症初回手術後の変形とその治療. 形成外科. **19**：368-369, 1976.
5) 丸毛英二, 室田景久, 志村幸男ほか：手足の先天奇形の統計的観察とその治療. 整形外科. **11**：667-675, 1960.
6) 江川常一：母指多指症の手術. 形成外科. **9**：97-105, 1966.
7) 丸毛英二, 室田景久, 桜井 喬：Bifid thumb（二重母指）手術経験. 臨整外. **1**：293-299, 1966.
8) 北山吉明, 小原一則, 塚田貞夫：母趾多指症の術前血管造影法の有用性. 日形会誌. **1**：663-670, 1981.
9) 北山吉明：母指多指症の術後成績—われわれのBilhaut-Cloquet 変法の検討—. 形成外科. **19**：429-441, 1986.
10) 加藤博之, 石井清一, 薄井正道ほか：母指多指症に対する Bilhaut-Cloquet 法の長期成績. 臨整外. **19**：1219-1226, 1984.
11) 栗原邦弘, 中島彰子, 勝畑知之ほか：母指多指症—成績からの治療法の選択（Bilhaut 法）—. 日手会誌. **23**：728-731, 2006.
12) Tonkin, M. A., Bulstrode, N. W.：The Bilhaut-Cloquet procedure for Wassel types Ⅲ, Ⅳ and Ⅶ thumb duplication. J Hand Surg Eur. **32**(6)：684-693, 2007.

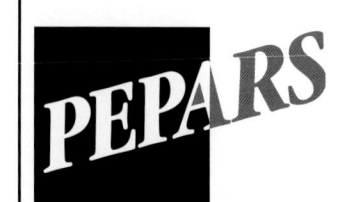

◆特集/手足の先天異常はこう治療する

母指多指症術後変形

射場　浩介*

Key Words：母指多指症(thumb polydactyly)，術後変形(residual deformity)，二次手術(secondary surgery)，Wassel 分類(Wassel classification)，術後成績(post-operative outcome)

Abstract　二次手術を要する母指多指症の術後変形には IP 関節や MP 関節の偏位，関節不安定性，過剰母指切除部の突出や陥凹変形，爪変形，母指内転拘縮などがある．関節の偏位に対しては矯正骨切り術や腱移行術，関節の不安定性に対しては靱帯形成術，筋・腱移行術，あるいは chondrodesis を行う．二次手術の主な術式は病型により異なる．末節型では爪変形や指尖部変形に対する形成術が多い．基節型では MP 関節の尺屈変形に対する愁訴が多く，矯正手術が行われる．中手骨型では内転拘縮に対する指間形成や，MP 関節の不安定性や zig-zag 変形に対する矯正手術が多い．二次手術を行った症例の最終術後成績においては重複母指分岐部が近位の病型において成績が不良である．術後変形予防には，初回手術時に分岐高位，関節不安定性，指軸偏位，内転拘縮の程度などを正しく評価して，適切な手術計画を立てることが最も重要である．

はじめに

母指多指症は手の先天異常の中で頻度の高い疾患であり，発生頻度は 1,000 出生に 0.5〜1 とされる．日常診療において診療機会の多い先天異常疾患であり，一般的に術後成績は良好とされてきた[1]．一方，最近の報告では術後の 10〜20% が成績不良とされ，単純な過剰母指切除のみではなく残存母指の良好な機能と整容を考慮した手術計画が重要であることが指摘されている[2]．本稿では母指多指症術後変形の原因と対策について検討するとともに，再手術症例の特徴について概説する．

母指多指症術後の変形

再手術を要する母指多指症の主な術後変形として，IP 関節や MP 関節の偏位(図 1)，関節不安定性(図 2)，過剰母指切除部の突出(図 3)や陥凹変形，爪変形，母指の内転拘縮などが挙げられる．特に関節の偏位と不安定性はつまみ動作障害の原因となるため，母指機能の観点から術後変形の中で最も注意が必要と考える．

関節偏位の原因として骨軸の弯曲や関節面の傾斜など骨や軟骨に原因があるものと，腱の走行異常や内転拘縮など軟部組織に原因があるものが考えられる．また，関節不安定性の原因として側副靱帯のゆるみ，母指に停止する手内筋の機能不全や付着部異常が報告されている[3][4]．

病型と術後変形

母指多指症 Wassel 分類に基づく病型と術後変形との関係について検討した報告をいくつか認める[4][5]．牧野ら[5]は重複母指の分岐部が近位であるほど初回の術後成績が悪く，術後変形に対する二次手術の施行頻度が高くなることを報告している．また，末節型の 1 と 2 型の術後変形では整容面に関する要求が大きく，手術創や爪，指軸の形成が主であること，基節型や中手骨型の 3 から 6

---

* Kousuke IBA, 〒060-8556　札幌市中央区南 1 条西 16 丁目　札幌医科大学医学部整形外科，准教授

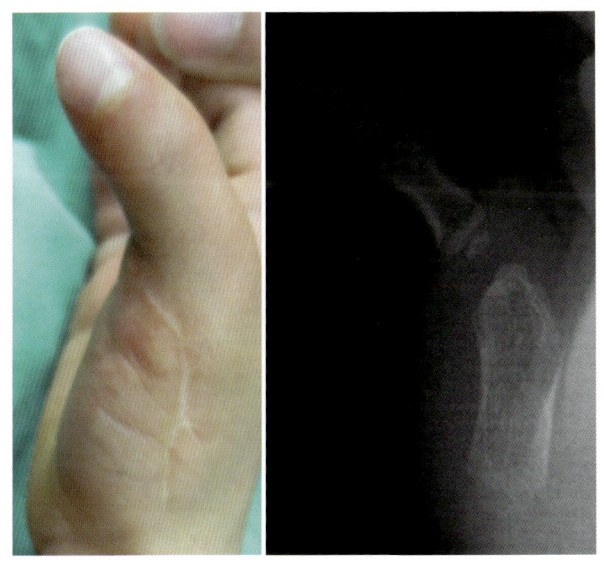

図 1. 中手骨の橈側骨軸偏位と関節面の傾斜を認める.

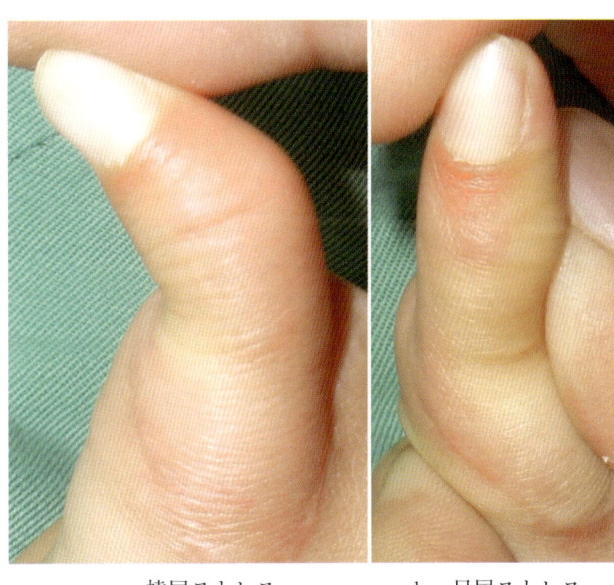

a. 橈屈ストレス　　　b. 尺屈ストレス

図 2. IP 関節の不安定性を認める.

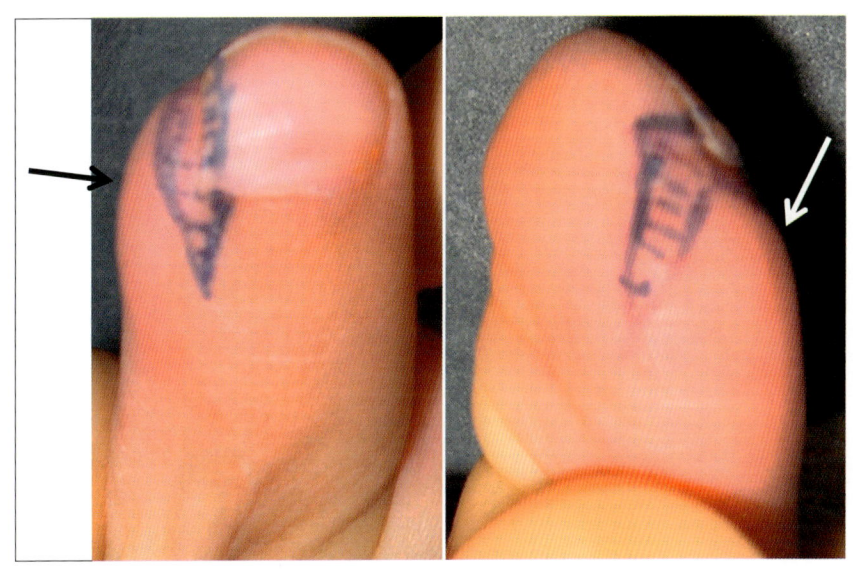

図 3.
過剰母指切除後の橈側突出

型では不安定性などの機能障害に対する再建の割合が高いことが指摘されている.

　二次手術を施行した症例の病態について分岐高位別に検討した報告によると, 末節型では IP 関節での側屈変形, 指尖部の皮膚および爪の醜形が主な治療対象となっている. 基節型では MP 関節での尺屈変形が主な問題として指摘されている. 特に, 初回手術時の不十分な橈側軟部組織の修復が原因となる. 中手骨型では温存した尺側母指の内転拘縮や, 母指自体の低形成に基づく MP 関節の不安定性や関節可動域制限が主な問題となり, 治療に難渋する症例が多いことが指摘されている[6].

　母指多指症のなかで最も頻度が高い Wassel 分類 4 型では, 三指節母指, 三角指節骨, 腱の低形成が高度な例, 重複した母指が同じ大きさで低形成が強いもの, 高度なカニ爪指変形を呈する症例が術後変形の不良因子として指摘されている[6)~8)].

　Wassel 分類 2 型と 4 型の術後変形に対する二

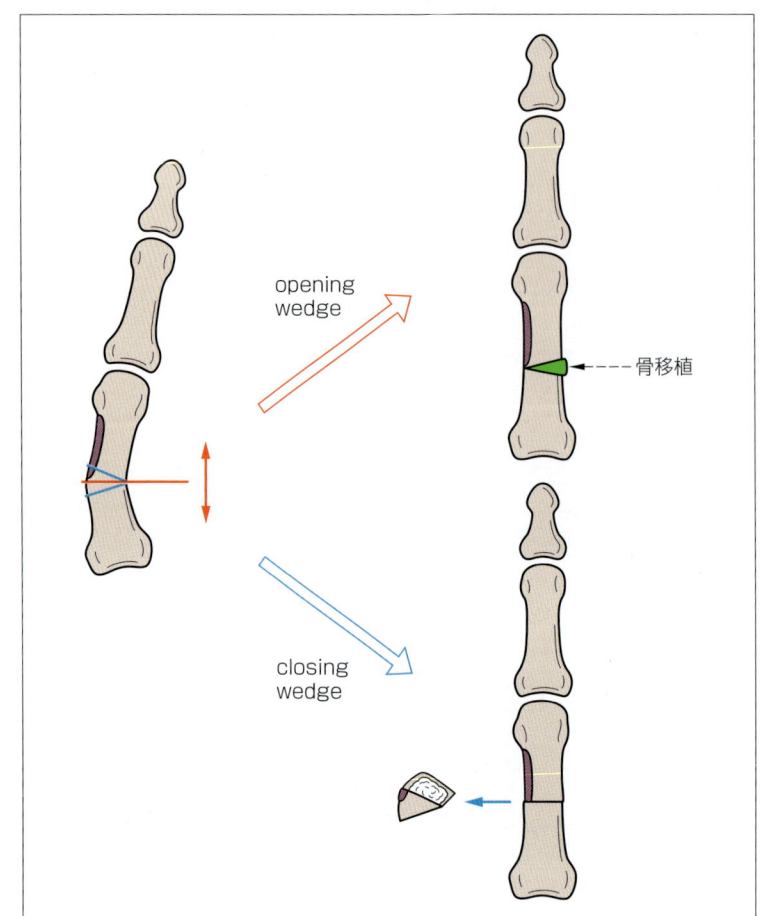

図 4. 術後の母指骨軸偏位に対する矯正骨切り術

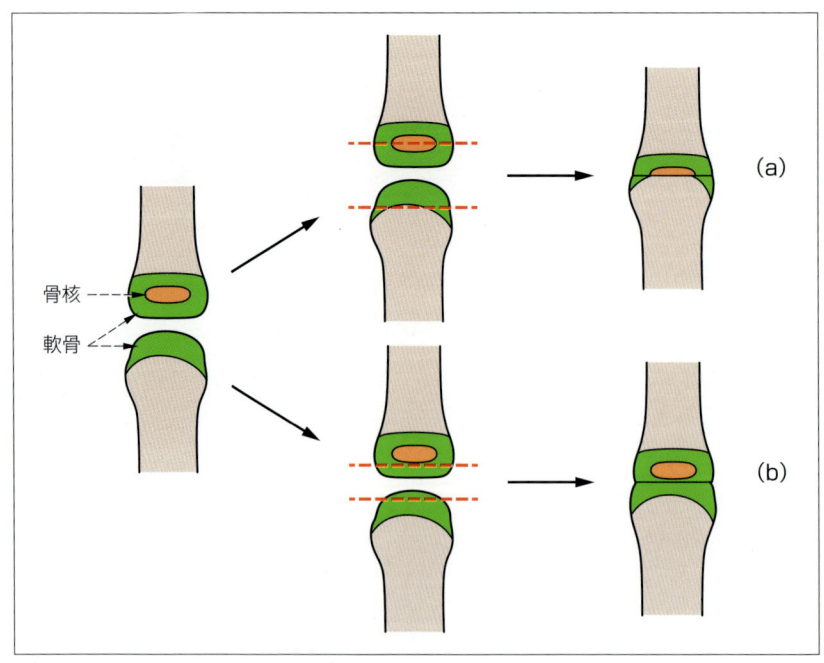

図 5.
（文献 3, fig. 2 を一部改変引用）

次手術の目的について比較検討した報告では，2型の術後変形においては変形矯正自体を目的とした手術と機能改善を目的とした手術がほぼ同じ割合であった[4]．一方，4型の術後変形では機能改善を目的とした手術が70％以上を占め，4型では2型と比較して機能改善目的の二次手術が多いことが報告されている[4]．

手術方法

母指多指症術後変形に対する二次手術方法として，IP関節やMP関節の偏位に対しては矯正骨切り術(図4)や腱移行術，関節の不安定性に対しては靱帯形成術，筋・腱移行術，あるいはchondrodesisがある．Chondrodesisには，関節面の軟骨を切除して骨端核と近位の骨とを癒合させる方法(図5-a)と，関節面の軟骨を一部切除して軟骨同士を合わせる方法がある(図5-b)．後者は軟骨成分を合わせることで線維性癒合を期待する方法である[3]．術後の母指内転拘縮に対してはZ形成術やBrand法による指間形成術を行う．

分岐高位別に検討した二次手術の内容として，末節型ではBilhaut法に準じた二分併合後の爪変形に対する形成術や，指尖部変形に対する形成術の多いことが特徴と考える．また，関節不安定性に対してはIP関節の関節固定術が比較的多く行われている[3,4,6,9]．基節型ではMP関節の尺屈変形に対する愁訴が多く，矯正手術として骨切り術や短母指外転筋の縫縮，腱・靱帯形成術，皮弁形成などが行われている[6,9]．中手骨型では内転拘縮に対する指間形成術や，MP関節の不安定性やzig-zag変形に対して靱帯再建や矯正骨切り術を要する症例が多いことが特徴である[3,6]．また，末節型や基節型と比較して中手骨型は，二次手術後も複数回の追加手術を必要とする症例が多い[5,6]．

二次手術の術後成績

関節不安定性に対して筋・腱移行術による動的な安定性を図る手術では，術後安定性が得られた症例においても経過観察中に再発する症例が多いことが指摘されている．つまみ動作など母指の使用により生じた筋牽引力の不均衡などが原因と考えられている[3]．一方，靱帯形成やchondrodesisによる静的な安定性を図る手術では比較的良好な成績が報告されている[3,4]．筆者らは関節不安定性に対する二次手術として基本的には靱帯形成術を行っている．一方，強い可動域制限や関節面の変形を合併する症例に対しては軟骨成分同士を固定するchondrodesisを行っている．

母指多指症の初回手術では重複母指の分岐部が近位のタイプほど術後成績が悪く，二次手術になる頻度が高い．また，二次手術を行った症例の最終術後成績においても，分岐部が近位のタイプにおいて成績不良であることが報告されている[5]．

術後変形の予防

荻野ら[10]はWassel分類3，4，5型に二次手術を行う頻度が高いことや，二次手術数を減らすためには母指多指症で最も頻度の高い病型である4型の初回治療を適切に行うことが重要であることを指摘している．また，二次手術の原因として初回手術時に存在した変形の未処置例を約半数に認め，その中には変形を見落とした症例が含まれていることを報告している．初回手術では母指正面のX線像で骨軸の偏位や関節面の傾きなどを正確に判定すること，靱帯や筋膜・骨膜の処置により軟部組織のバランスが取れていることを術中に確認することが必要である．

一方，乳児期の骨格未熟時期におけるX線像では軟骨成分が多く，正確な病態の把握が困難な場合が多い．また，Wassel分類4型で橈側母指が基節骨基部で尺側母指と軟骨性に癒合しているタイプや中手骨と軟骨性に癒合しているタイプは，術後にMP関節の不安定性を生じる頻度が高いことが報告されている[5]．しかし，このような病態を術前のX線所見で判定することは困難である．筆者らは母指多指症Wassel分類2型と4型の手術において，関節を展開する前に術中関節造影を行い，関節軟骨の状態を把握してから手術方

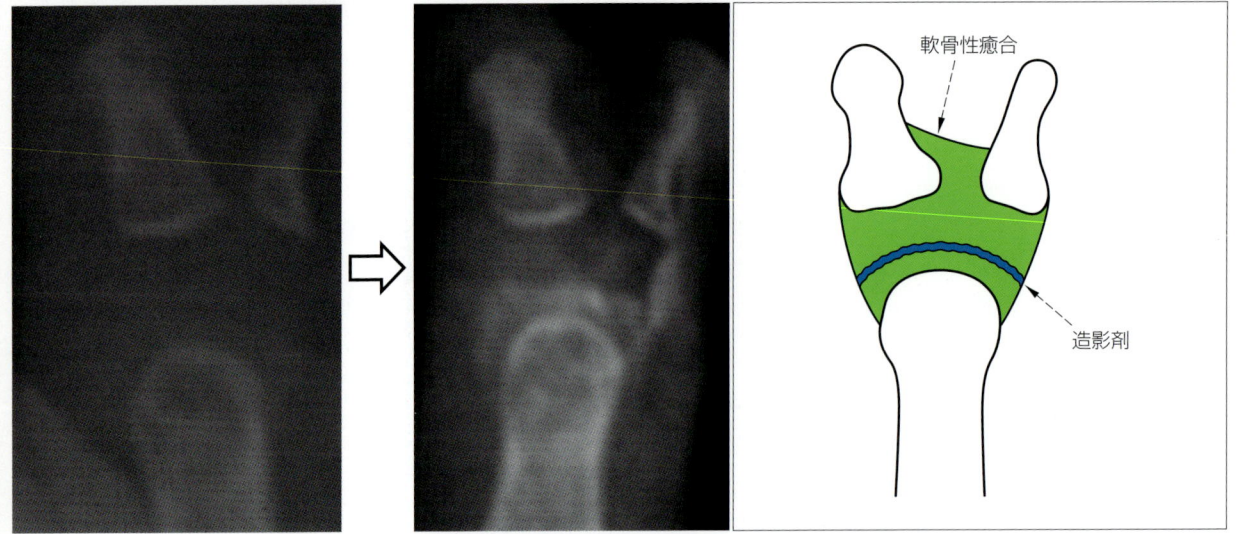

図6. 重複母指間の軟骨性癒合

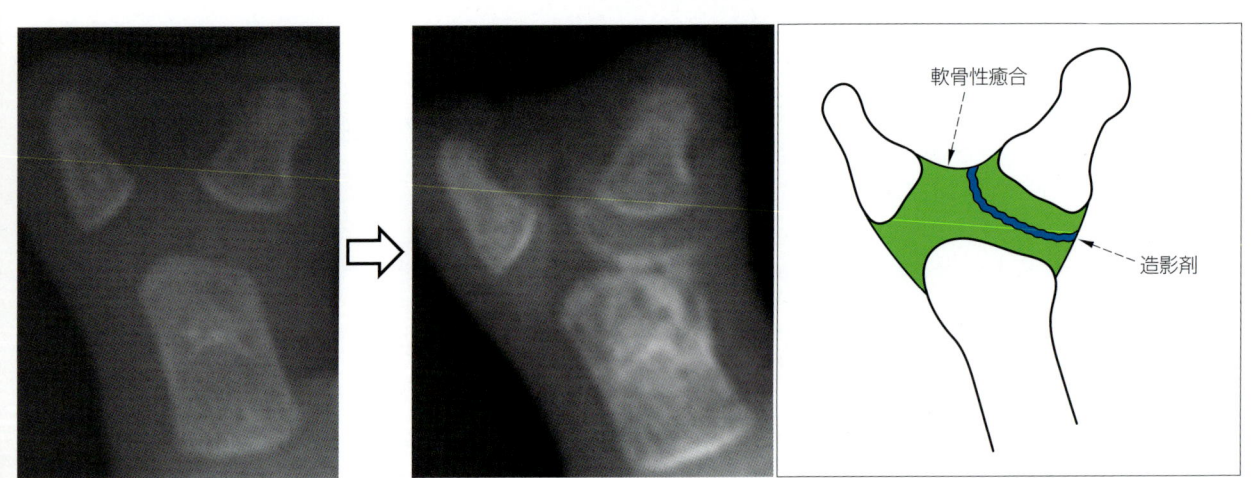

図7. 橈側母指と近位骨間の軟骨性癒合

法を最終決定している．重複母指が基部で軟骨性に癒合している症例(図6)や橈側母指が近位骨と軟骨性に癒合している症例では(図7)，病態の把握に術中関節造影が有用である．造影所見を参考にして関節軟骨面のトリミング(図8)や温存した骨膜・軟部組織による側副靱帯の再建(図9)を行うことは，初回術後成績の向上と二次手術予防に有用と考える．

初回手術時の年齢と二次手術の施行頻度について検討した報告では，年齢が低い症例(手術時平均年齢6か月)において二次手術を行った割合が高いことが指摘されている[9)10]．筆者らも母指多指症の手術では，繊細な処置を確実に行うことが可能な1歳前後の手術が良好な術後成績と二次手術の予防につながると考える．

温存母指の軸偏位を認める症例に対して初回手術時に矯正骨切りを行うべきか，経過をみて2期的に矯正するべきかについては一定の見解がない[4)6)8)10]．喜多ら[11]は10°以上の軸偏位を認める症例に対して初回手術時に矯正骨切り術を行い，良好な術後成績を報告している．一方，成長とともに軸偏位の角度が増強する症例[4)]や自然矯正される症例[8)]があること，乳児期では軟骨成分が多く，X線像から正しい指軸の測定が困難であるこ

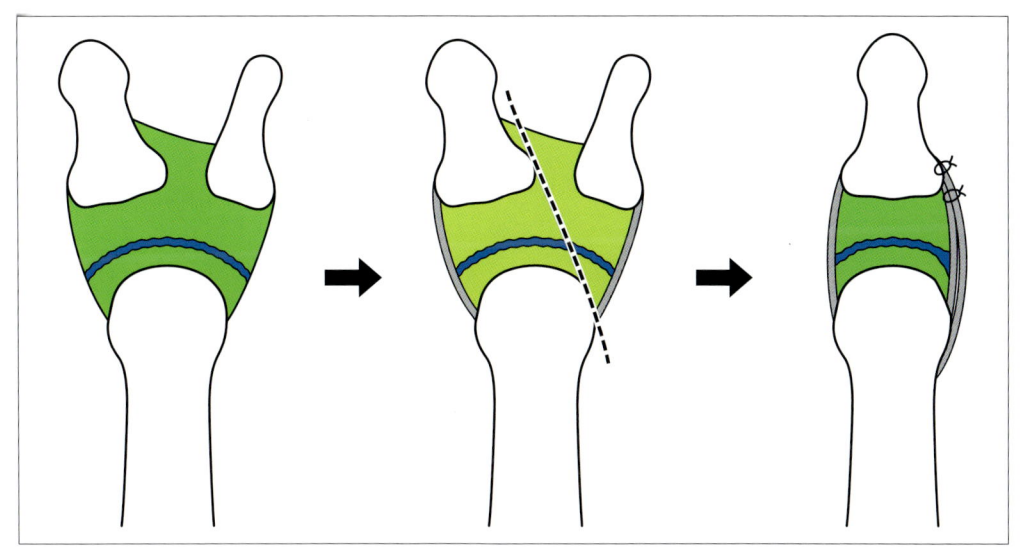

図 8. 関節面を確認して軟骨切除量を調節

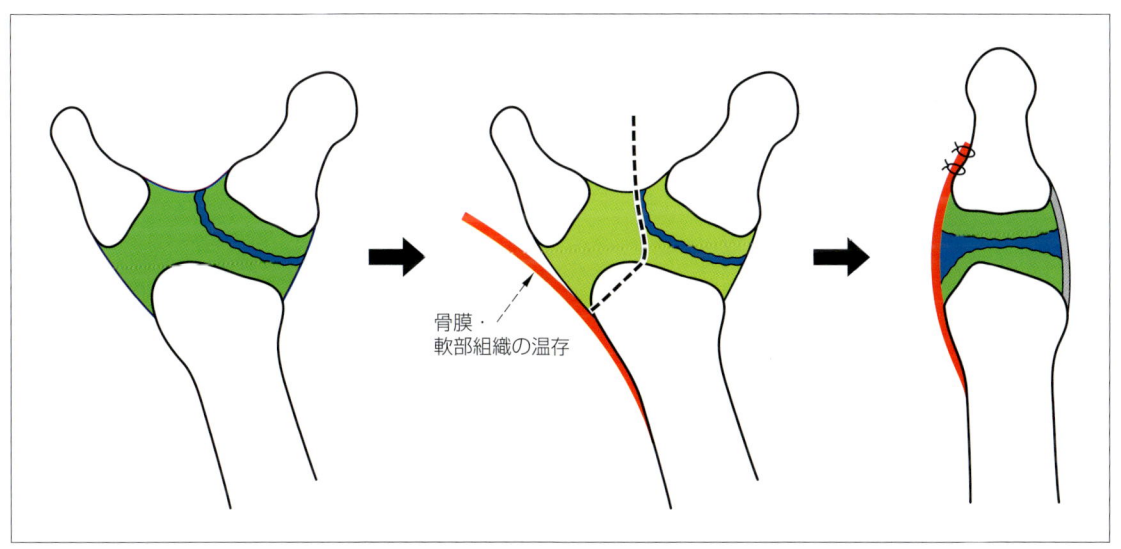

骨膜・軟部組織の温存

図 9. 関節軟骨 shaving による関節アライメントの矯正
温存した骨膜・軟部組織による側副靱帯再建

と[4)6)]が指摘されている．このことは初回手術の至適矯正角度を決める上で問題となる．また，初回手術時に矯正骨切り術を追加する基準として，軸偏位の角度が 10°[11)], 20°[12)], 35°[8)]と種々の報告があり一定していない．渡邉ら[8)]は Wassel 分類 4 型の MP 関節の軸偏位に対しては，橈側側副靱帯の再縫着，短母指外転筋の再縫着，中手骨骨頭幅の調節，中手骨骨頭軟骨の shaving により，骨切りなしで矯正が可能なことを報告している．筆者らも同様の術式を行っており，通常の Wassel 4 型では母指の軸偏位を認める症例においても初回手術で骨切り術を追加していない．

症　例

2005 年 4 月から 2014 年 3 月までに筆者自身が当院で初回手術を行った母指多指症 50 例 55 母指の中で，二次手術を行った症例は 4 例 4 母指（7.3%）であった．2 例では機能改善を目的に，2 例では整容改善を目的に手術を行った．前者は，母指 MP 関節での橈屈偏位と尺側側副靱帯の機能不全に基づく橈側への不安定性を呈した症例（症例 1）と IP 関節の多方向性への不安定性を呈

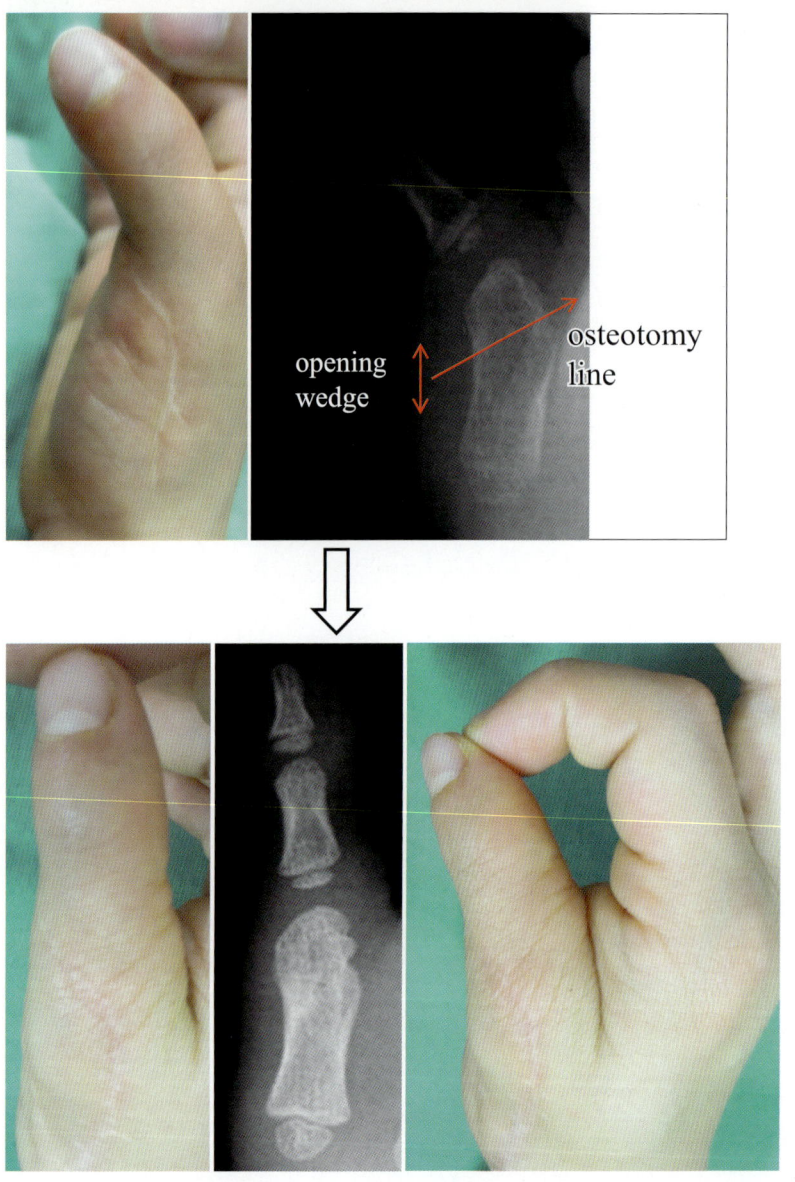

図 10. 矯正骨切り術

●骨軸偏位と関節面傾斜の改善
●指腹つまみ運動の獲得

した症例(症例2)の2例であった．いずれも指腹つまみ動作の障害とつまみ力の低下が問題となった．整容改善目的で手術を行った2例は，ともにIP関節から遠位部橈側の突出変形が問題となった(症例3, 4)．症例1では初回手術後5年6か月で，中手骨のopening wedge osteotomyと尺側側副靱帯の縫縮術を施行した．二次手術後1年の現在で，つまみ運動の著明な改善を認める(図10)．症例2では初回手術後1年6か月でIP関節の軟骨同士を合わせるchondrodesisを施行した(図5-b)．二次手術後5年6か月の現在で，IP関節固定による安定したつまみ運動が可能である(図11)．症例3では指尖部橈側の突出変形に対して初回手術後1年で皮下脂肪組織と末節骨橈側の部分切除を行った．二次手術後7年6か月の現在，整容上の愁訴はない．症例4では初回手術後1年頃よりIP関節橈側に徐々に増大する軟部腫瘤を認めた．初回術後2年3か月で軟部腫瘤の切除を行った．腫瘤は縫合糸を核とする石灰化を伴う肉芽組織であった．二次手術後1年で術後経過は良好である(図12)．

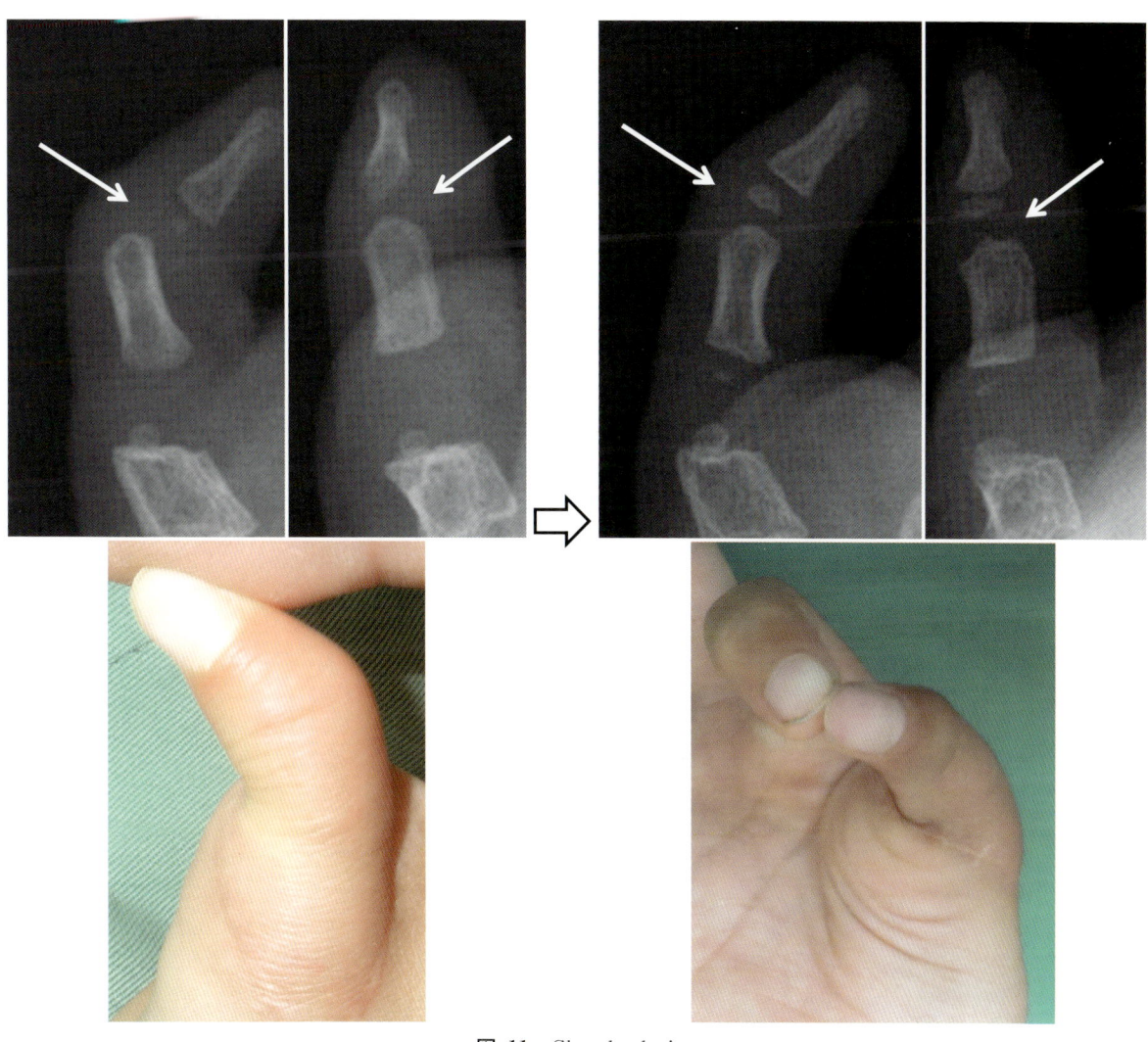

図 11. Chondrodesis
●IP 関節の軟骨面同士を合わせた関節固定
●術後の指尖つまみ運動の獲得

過剰母指切除部に石灰化を伴う
軟部腫瘤形成

縫合糸を核とした石灰化を伴う
肉芽組織切除で整容は改善

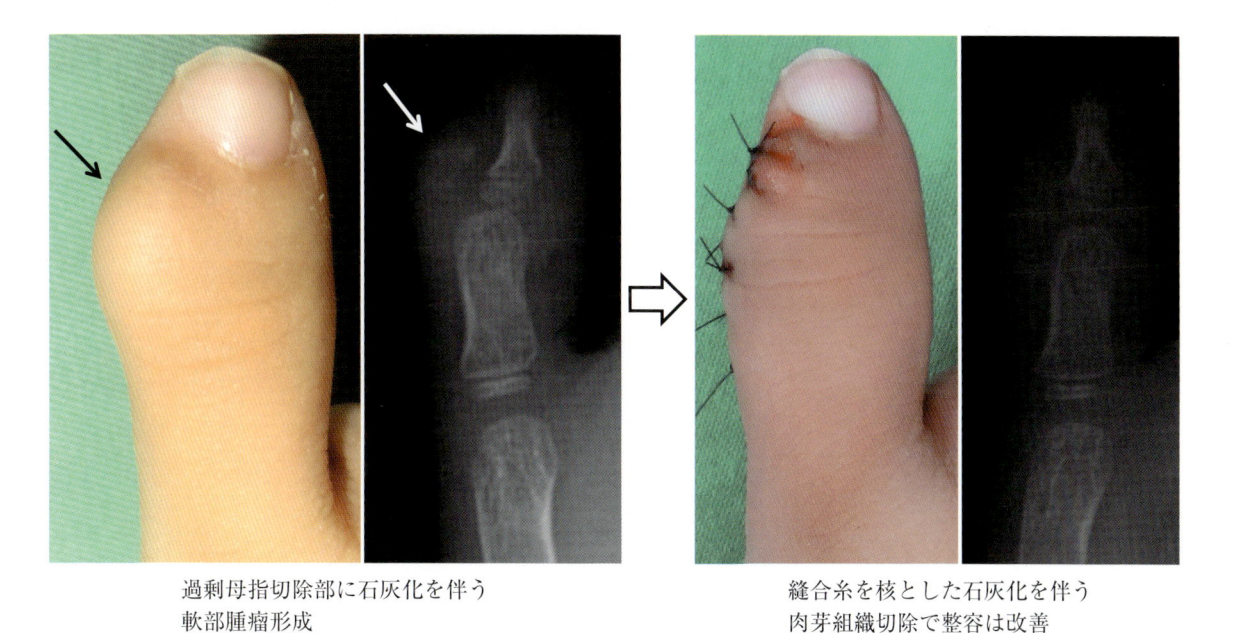

図 12. 初回手術後の創部周囲の突出変形

おわりに

母指多指症の術後変形予防には初回手術の際に分岐高位，形成障害の程度，関節不安定性，骨軸偏位，および母指内転拘縮の程度などを正しく評価して，適切な手術計画を立てることが最も重要である．また，初回手術時年齢についても繊細な手術を確実に行うことが可能な時期を選択する必要がある．母指多指症に対する生後早期での安易な単純切除は，術後変形を高頻度にきたすため，絶対に避けるべきである．

術後変形に対する二次手術は母指の機能と整容を考慮して慎重な手術計画を立てる必要がある．特に，軸偏位や関節不安定性によるつまみ運動障害を認める症例では適切な二次矯正手術方法の選択が重要であると考える．

文 献

1) 神 裕道ほか：【四肢先天異常診療マニュアル】母指多指症．PEPARS．5：50-58，2005．
   Summary 母指多指症の治療ついてのわかり易い総説．
2) 荻野利彦ほか：母指多指症の治療成績と成績不良例の検討．日手会誌．10：857-860，1994．
   Summary 母指多指症の再手術症例の特徴について検討した文献．
3) 高田潤一ほか：二次的修正手術を行った母指多指症の検討．日手会誌．12：781-784，1996．
4) 斎藤治和ほか：再手術を要した母指多指症の検討．日手会誌．21：110-114，2004．
   Summary 母指多指症二次変形をきたす原因について検討した文献．
5) 牧野仁美ほか：タイプ別母指多指症の長期成績．日手会誌．20：185-188，2003．
   Summary 母指多指症の長期術後成績をWassel分類に基づいた病型別で検討した文献．
6) 堀井恵美子ほか：母指多指術後変形の検討．日手会誌．10：861-864，1994．
   Summary 初回術後変形や二次手術方法について分岐高位別に検討を行った文献．
7) 川端秀彦ほか：二次変形をきたしやすい母指多指症について．日手会誌．9：125-128，1992．
8) 渡邉忠良ほか：Wassel分類4型母指多指症におけるIP関節の偏位と軟部組織による偏位矯正を行った橈側母指切除術の成績．日手会誌．27：812-818，2011．
   Summary 母指多指症の初回手術後に二次変形をきたしやすい病態について検討した論文．
9) 谷 祐子ほか：母指多指症再手術例の検討．日手会誌．16：775-778，2000．
   Summary 初回術後変形や二次手術方法について分岐高位別に検討を行っている．
10) 荻野利彦ほか：母指多指症に対する再手術の原因．日手会誌．6：892-894，1995．
    Summary 母指多指症の初回手術後に二次変形をきたしやすい病態について検討した論文．
11) 喜多陽子ほか：母指多指症における早期骨切り術と二次的骨切り術との比較．日手会誌．14：847-851，1998．
    Summary 軸偏位を呈する母指多指症に対して初回手術時の矯正骨切り術を推奨した文献．
12) 菅野拓勇ほか：母指多指症47例の検討．整形外科．29：1561-1563，1978．
    Summary 軸偏位を呈する母指多指症における矯正骨切り術の適応について述べた文献．

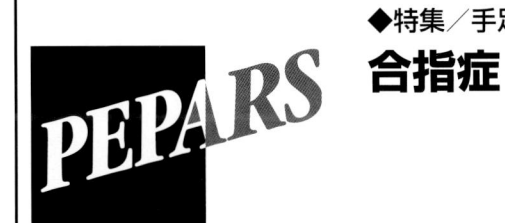

◆特集／手足の先天異常はこう治療する

合指症

田中克己[*1] 髙橋国宏[*2] 平野明喜[*3]

Key Words：合指症(syndactyly)，手先天異常(congenital hand anomaly)，小児の手(pediatric hand)

Abstract 合指症は19世紀から様々な手術法が開発されてきた．治療の基本は，指の分離，指間形成および皮膚欠損に対する被覆であり，歴史的な変遷を経て，現在に至っている．ジグザグ切開を行い，背側矩形皮弁と遊離植皮による再建が基本となっている．安定した成績を得るための治療法について述べる．

はじめに

合指症は手先天異常の中で比較的多く認められる疾患で，その治療の歴史は19世紀にさかのぼる．これまで，数多くの手術法が開発されてきた．合指症の程度は患者個々で多様性があり，その状態に応じて治療が選択されるが，基本的には合指の部分を分離し，生じた欠損部を被覆することで，正常な指間と爪を含めた固有指を獲得することにある．これにより機能的にも整容的にも高い手指が形成される．

今回は現在行われている合指症治療を中心に述べ，治療のポイントと問題点について詳述する．

発　生

ヒトの上肢の形成は胎生24日に胚子にふくらみを生じ，28日までに上肢芽として形成される．その後，上肢芽の遠位端で外胚葉細胞が肥厚し，外胚葉頂堤(AER；apical ectodermal ridge)が形成される．33日には手板が形成され，41日頃に指放線が生じる．この指放線の間のプログラム細胞死(アポトーシス)により指間陥凹が形成され，指が分離・独立することになる．この指間細胞死(interdigital necrotic zone)が何らかの原因で生じなくなることで合指症が発症する[1,2]．罹患部位としては中・環指に最も多く，次いで環・小指，中・環・小指などとなっている．

分　類

合指症はその発生過程から指列誘導障害(Abnormal induction of digits rays)として分類が行われている．手の先天異常分類マニュアル(日本手外科先天異常委員会　改訂版2012年)では，軟部組織あるいは骨組織の癒合状態により分けられている[3,4]．軟部組織の状態による合指症の分類では，皮膚性合指症(cutaneous syndactyly)と過剰な指間陥凹(cleft of the palm)がある．さらに皮膚性合指症は指尖まで癒合している完全合指症と指尖は分離している不完全合指症に分けられる．一方，骨組織の癒合では，様々な表現型があるが，いわゆる骨性合指症では末節骨のみが癒合していることが多く，末節型骨性合指症と呼ばれている．

臨床的に合指症を呈する疾患は比較的多く，その表現型は狭義の合指症，裂手症，合短指症，絞扼輪症候群，アペル症候群など症候群の部分症として判断される．このようないわゆる複雑合指(complicated syndactyly)に関しては，他項に譲る．

[*1] Katsumi TANAKA，〒852-8501　長崎市坂本1-7-1　長崎大学医学部形成外科，准教授
[*2] Kunihiro TAKAHASHI，同，医員
[*3] Akiyoshi HIRANO，同，教授

手 術

1．手術時期

合指症に限らず，先天異常を持つ患児の家族はなるべく早期の手術を望むが，生後間もない場合には，治療内容，合併疾患の有無，全身麻酔などが問題となる．当初，手術時期は6歳頃が適しているとされていたが，徐々に早まってきたものの，しばらくの間は1歳6か月～2歳以降が適当とされていた[5]．特に幼児期の厚い皮下脂肪織(infantile fat)の扱いは難しく，治療時期を遅くする理由の一つとなっていた．しかし，待機することによる変形の可能性やルーペやマイクロサージャリーの技術を応用することで安全に良好な成績が得られるようになり，現在では1歳前後が一般的な手術時期となっている．ただし，母・示指間や環・小指のように隣接する指の長さが異なる部位の合指症や骨性合指症などでは指の変形をきたすこともあるため，早目に手術を検討することも必要とされている[6)7)]．

2．術前評価

皮膚性か骨性かが治療法に関係するため骨X線撮影は必要である．臨床的には合指間の可動性の有無で判断するが，一部軟骨や靱帯などが連続していることもあるため注意が必要な場合もある．合指部分の軟部組織が少ない場合や骨性合指症では指への血管の分布をあらかじめ調べておくことは重要と考える．状態に応じてドップラー血流計，超音波カラードップラー，造影CTなどを行う．石倉ら[8]は術中に動脈造影を行い，指への血行の評価を報告しており，症例によっては有用な方法と考えられる．

なお，合指症に足趾の異常を合併するものは比較的多く，また，心臓を含めた内臓器の異常を認めるものもあるため，全身状態の把握とともに他の合併異常への治療との兼ね合いも必要になる．

3．手術法

A．手術法の基本とその変遷

合指症の手術の基本は合指を分離するとともに指間を形成し，分離により生じた皮膚欠損部への皮弁あるいは植皮による被覆を行う．

19世紀初めより多くの切開線が報告されており，現在のデザインはこれらの手術法の集大成として行われているといっても過言ではない．この点に関しては児島が詳細な報告を行っている[9]．これによると初期の報告では合指間の中央部を直線状に分離していたが，その後，掌側の縦の皮膚切開をずらすことで，一側の指すべてを皮弁で被覆し，他指を遊離植皮で被覆する方法も報告された．一時期，大きな三角皮弁が使用されることもあったが，Croninの小さなジグザグ切開が現在のデザインに大きな影響を及ぼすことになった[10]．Croninは初期には背側は直線の切開を行い，掌側にジグザグ切開を用いていたが，その後，背側もジグザグ切開を用いるようになった．

指間形成に関しては，古くは直線分離が行われていたが，その後背側からの三角皮弁，背側および掌側からの三角皮弁などが用いられ，背側矩形皮弁へと移ってきた．

合指症の程度によっては遊離植皮を行わないことも検討される．実際にはデザインに工夫を要し，infantile fatの減量が必要となるため皮膚に余裕のある症例に限って適用されるものと考えられる．

Tissue expansion法による再建術も一次再建および二次再建に使用されてきた[11]が，必ずしも遊離植皮が不要となることは少なく，また，手術が2回必要なことや合併症が比較的高い割合で生じることなどの点から最近ではあまり報告がみられない．

B．皮膚性合指症の治療

合指症の程度にかかわらず基本的には同様の手術を行っている．背側矩形皮弁とジグザグ切開を用いて指間を分離して，生じた欠損部に遊離全層植皮を行う(図1, 2)．

背側矩形皮弁は指間の中央にデザインし，その基部は中手骨骨頭の位置で，隣接の指間よりも少し近位に置く．また，背側矩形皮弁が掌側に入り

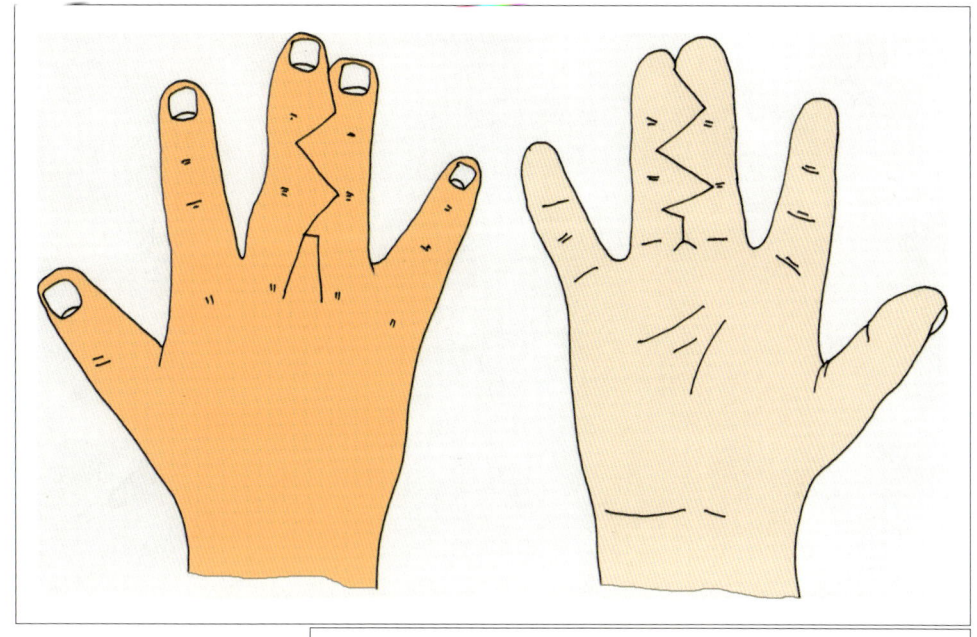

図 1.
a：手術デザイン（皮膚性完全合指症）
b：分離後の皮弁と遊離植皮の位置関係
＊遊離植皮

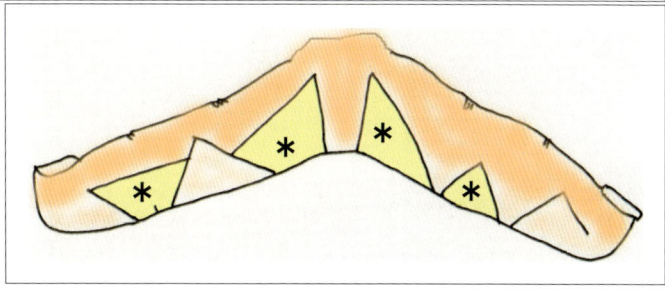

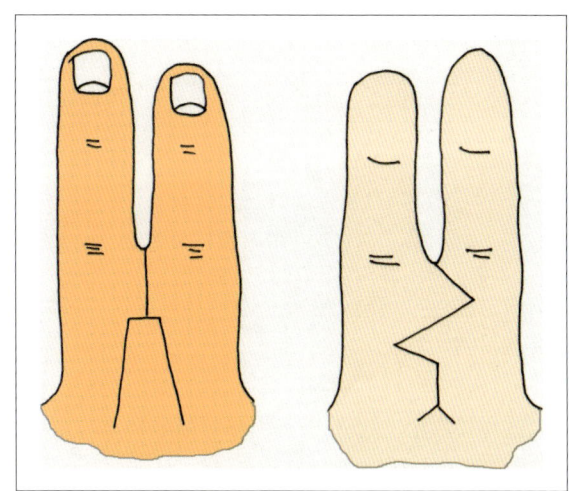

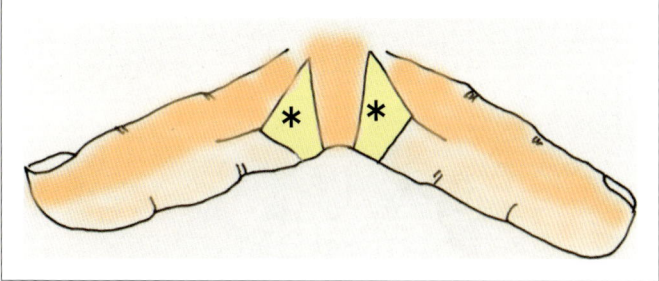

図 2.
a：手術デザイン（皮膚性不完全合指症）
b：分離後の皮弁と遊離植皮の位置関係
＊遊離植皮

込む位置は手掌指皮線よりもやや近位に来るように切開すると皮弁の縫合後に良好な指間部が形成される．背側の切開はジグザグ切開または直線で行っているが，ほとんど瘢痕拘縮は生じないため両者に大きな成績の差はみられなかった．ただ，掌側の皮弁の入り込む位置や遊離植皮の部位により若干整容的に差が生じることが考えられる．一方，掌側は大きなジグザグ切開を行う．

空気止血帯下に切開を行い，皮弁の作成と指間分離を行う．止血帯を解除し，止血後皮弁を縫着する．この際，余剰の infantile fat は可及的に切除する．分離した指に鋼線を刺入し，伸展位固定

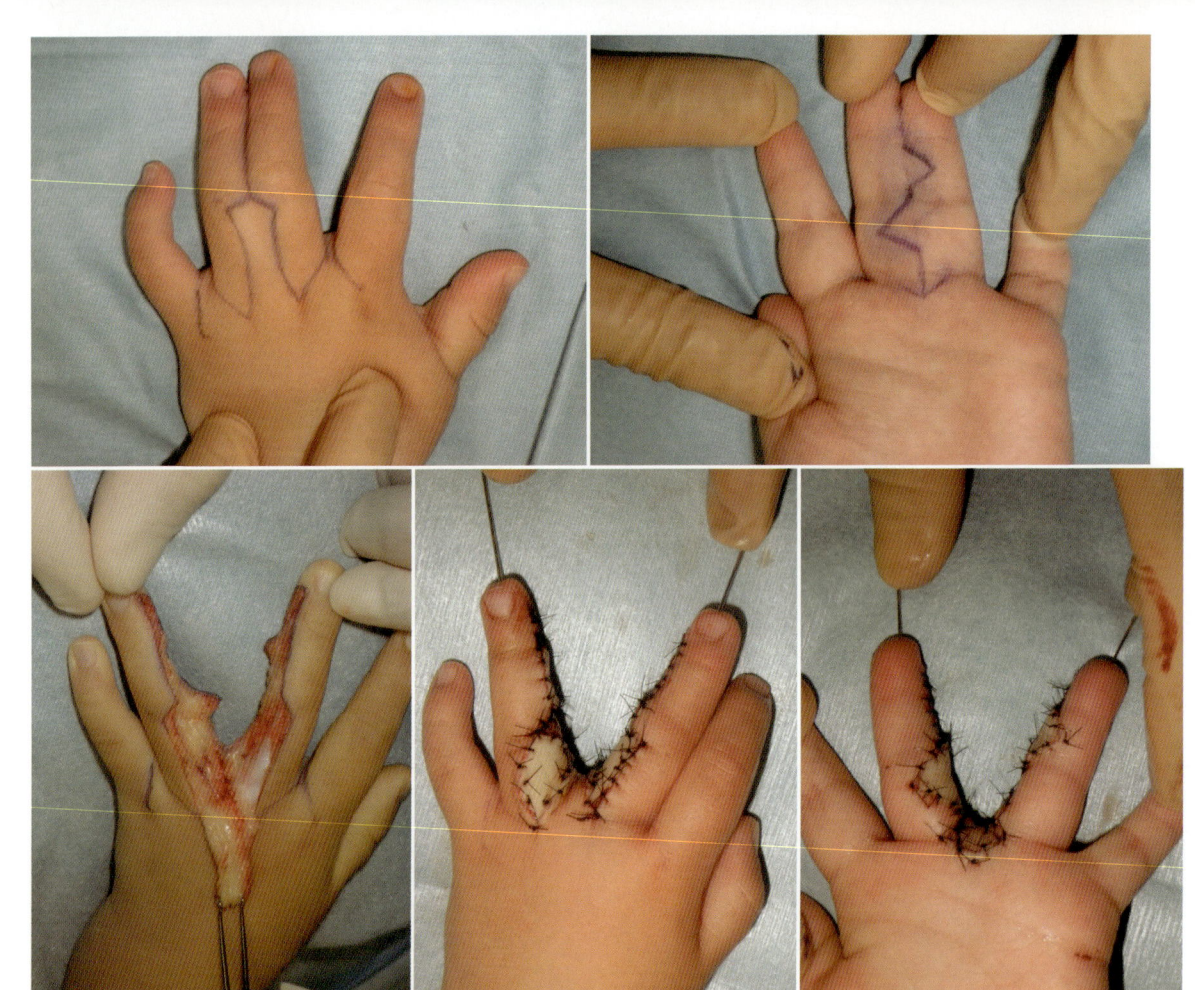

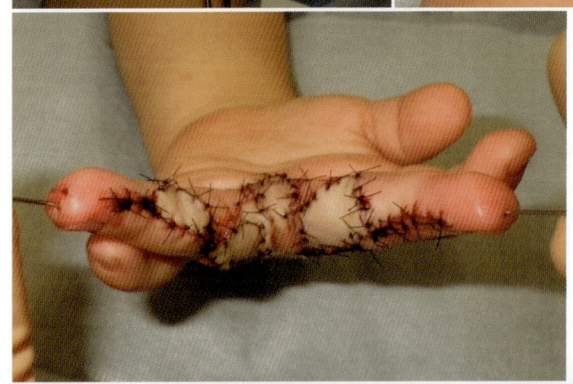

図 3.
2歳9か月,男児.左中・環指合指症
 a,b:手術デザイン
 c:背側矩形皮弁の挙上と指の分離
 d～f:手術直後
 g～i:術後3年3か月

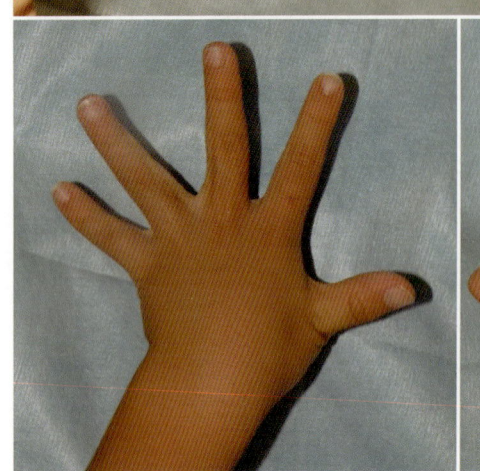

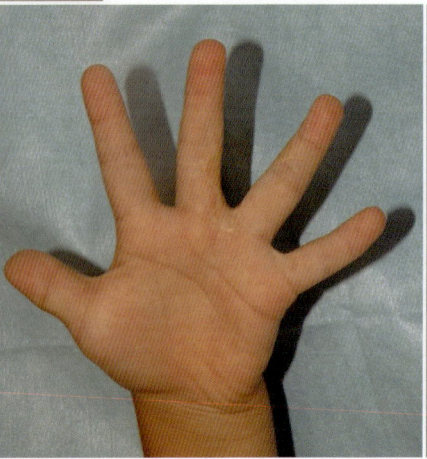

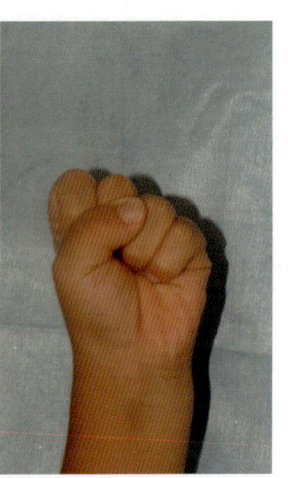

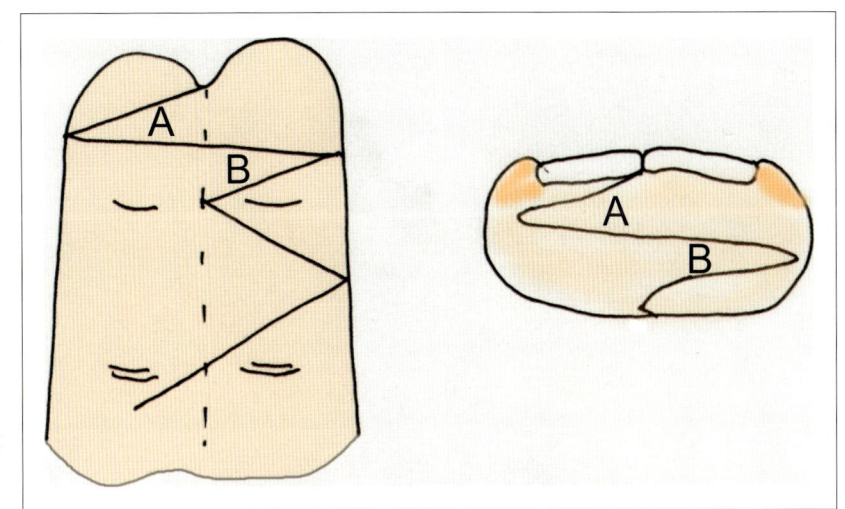

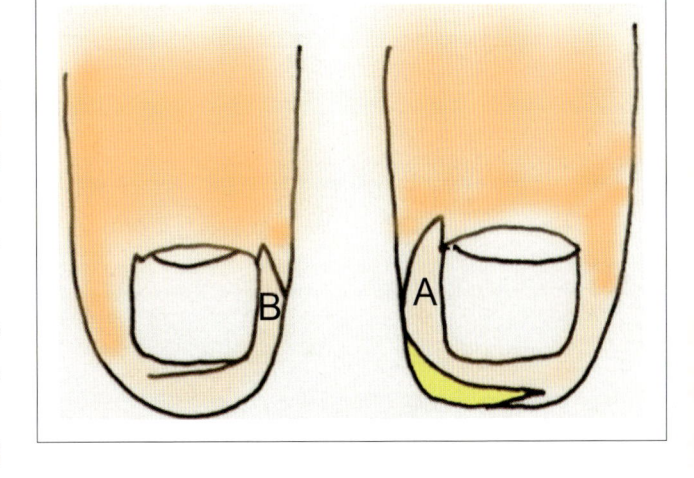

図 4.
a：手術デザイン（骨性完全合指症）
A皮弁とB皮弁で骨の被覆と側爪郭を形成する.
b：分離後の皮弁と遊離植皮の位置関係

後，遊離植皮を行う．採皮部は脛骨内果下部からの全層植皮を行う．その際，内果近位側を手背側へ，遠位側を手掌側に移植することで術後の皮膚の性状がより類似してくる．植皮の固定はシリコンガーゼと糸くずなどを用いて包帯による圧迫を行い，ギプスシーネで固定する．

症例 1：2歳9か月，男児．左中・環指合指症（図3）
生来，左中・環指に完全皮膚性合指症が認められていたが，家族の希望で手術は延期されていた．背側に矩形皮弁を作成し，背側は直線切開，掌側はジグザグ切開で分離し，内果下部からの全層植皮を行った．術後3年3か月の状態であるが，指間も十分深く，機能的にも整容的にも良好な状態である．

C．骨性合指症の治療

骨性合指症では，皮膚性と同様に背側矩形皮弁による指間形成，指間分離および遊離植皮を行う．分離後に骨・軟骨部の露出を認めるため何らかの皮弁による被覆が必要となる．これまでBuck-Gramcko法[12]やvan der Biezen法[13]などが報告されている．Buck-Gramcko法は掌側に作成した2つの皮弁を末梢に移動し，側爪郭を作成する方法である（図4）．van der Biezen法は，初回の手術で指尖部だけを分離し，手掌に作成した2つの皮弁で被覆し，約2週間後に手掌の切り離しと同時に指全体の分離を行う方法である．

症例 2：1歳5か月，男児．右中・環指合指症（図5）
完全合指症で指間は骨・軟骨性に癒合が認められており，特に中指はPIP関節で橈側変形をきたしていた．Buck-Gramcko法に準じたデザインを行い，背側矩形皮弁を作成し，分離後，側爪郭の形成および骨・軟骨の露出部は軟部組織で被覆した．欠損部がやや大きかったため鼠径部からの遊離植皮を行った．術後1年で，指間の分離は十分に行われているものの，中指PIP関節での変形が高度になっていた．もともとの関節変形に加えて，瘢痕拘縮による影響があるものと考えられた．将来骨切りなどの修正術を予定している．

4．術後管理

皮弁や遊離植皮が生着し，術後10日前後に抜糸を行い，その後，鋼線を抜去する．遊離植皮は指側面が中心であるため，退院後の夜間シーネなどは原則として使用しない．指間部と植皮部にはシリコンゲル製の被覆材やテープを貼付し，浮き上がりを予防する．

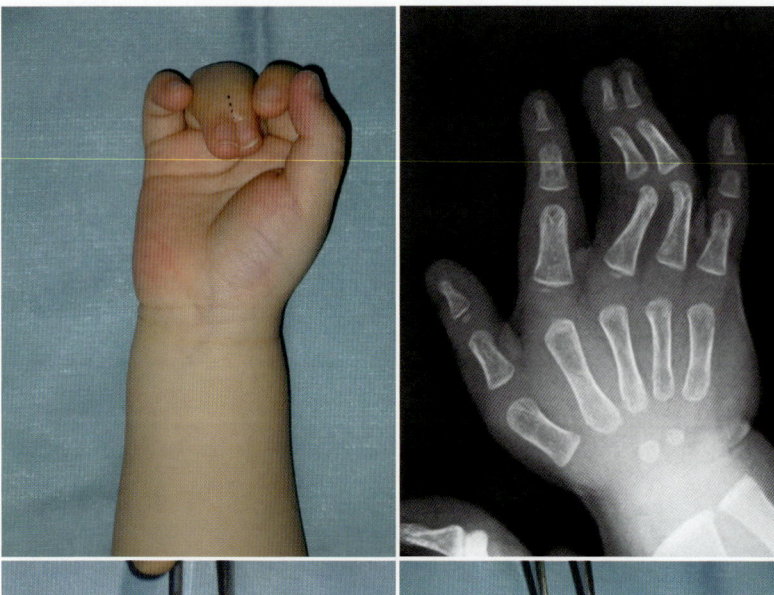

図 5.
1 歳 5 か月，男児．右中・環指合指症
　a：術前
　b：術前の骨 X 線像
　　中指は PIP 関節での橈側偏位が認められる．
　c, d：手術デザイン
　e：背側矩形皮弁の縫合と指間の分離
　　骨・軟骨の露出部は皮下脂肪織で被覆した．

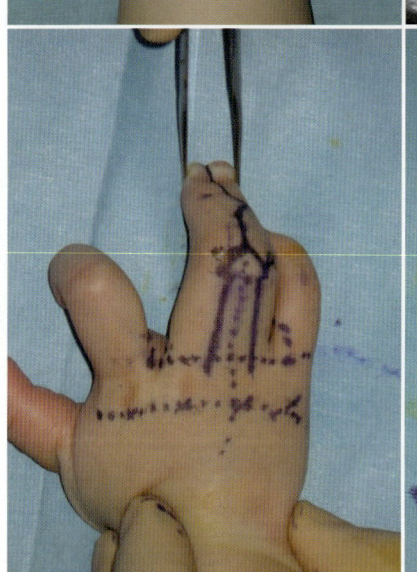

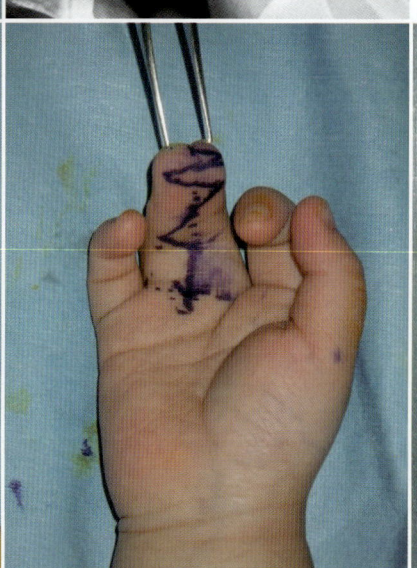

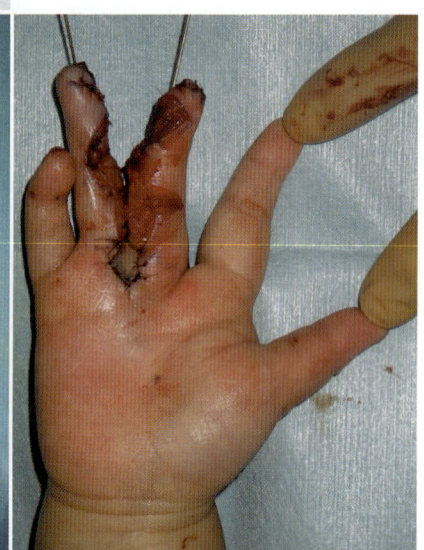

5．術後評価と問題点

術後評価は日本手外科学会の『合指症の機能評価表』に基づいて行う[14]．評価項目としては，形態的分類，指間水かき(web)形成，瘢痕拘縮，植皮片の色素沈着，爪の変形，関節可動域がある．

術後の問題点としては，指間の web の上昇がある．手術デザインの工夫が行われてきたが，一般に指間皮弁が三角皮弁や矩形皮弁でもその幅が狭い場合には，指間が狭く，しかも web の上昇をきたしやすい(図6)．Moss & Foucher は掌側に小三角弁を作成し，背側矩形皮弁と指基部で縫合することで web の上昇を抑制することが可能と考えた[15]．また，児島らは指背に Y 型背側矩形皮弁を作成し，予防する方法を報告した[16]．

指の非対称性に関しては，一方の指を皮弁で被覆し，もう一方の指を遊離植皮で被覆した場合に生じやすい．前述したようにデザインが複雑になり，皮下脂肪織の差が指の太さにつながることで，整容的には不満足な結果となる．そのため均等に皮弁と遊離植皮による再建を行う方が良好な結果につながる．

脛骨内果下部からの遊離植皮で可能な場合には，植皮部の色素沈着はそれほど高度になることは少ない．しかし，鼠径部から行う場合には色素沈着を生じやすいため，長期間の遮光を行うように指導する．

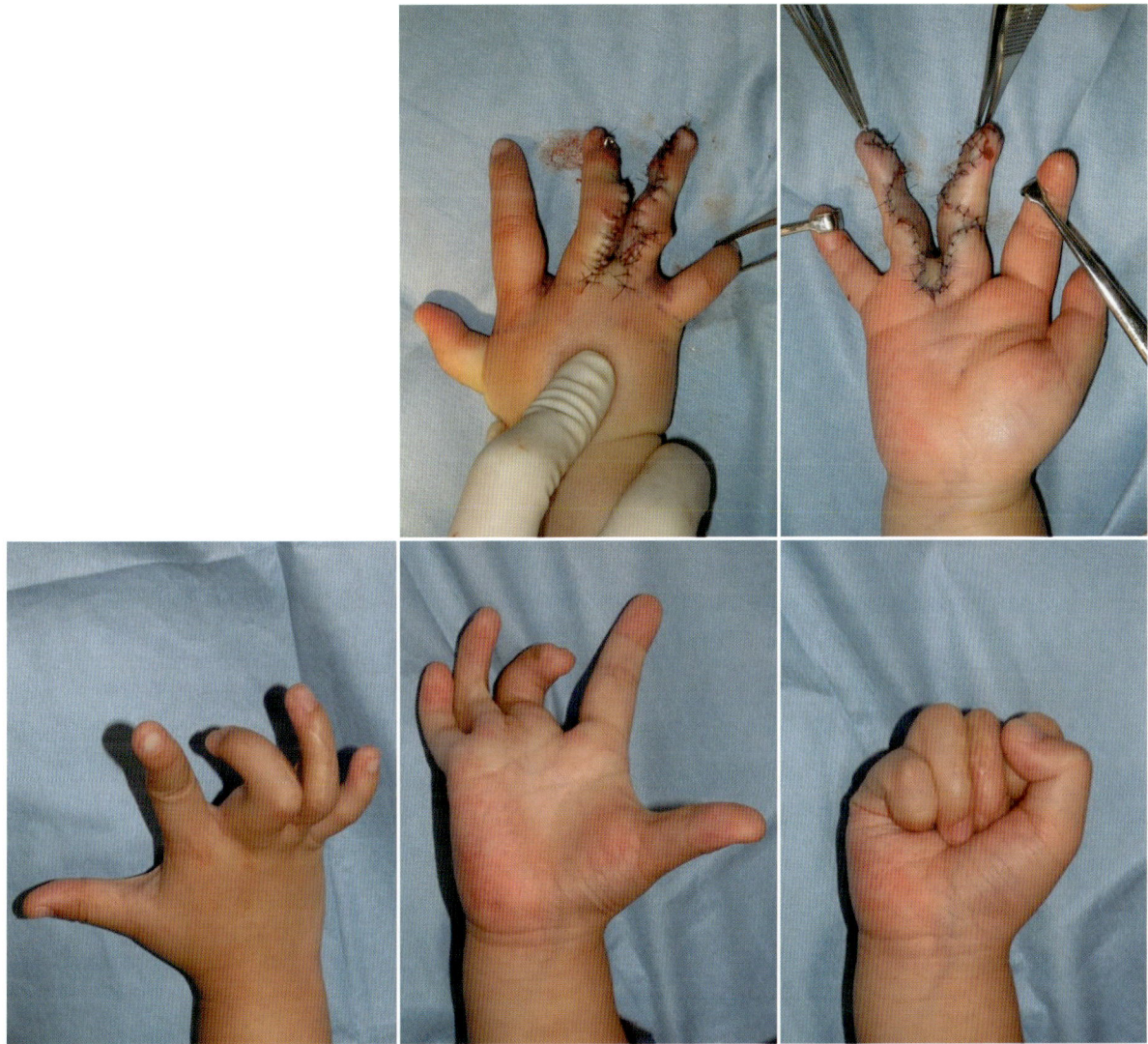

図5のつづき．
　f, g：手術直後
　h～j：術後1年
　　中指の橈側偏位と伸展障害を認める．
　k：中指はPIP関節での変形を認める．

　骨性合指症では，しばしば指の偏位を生じるため偏位の程度と手指機能との兼ね合いで修正術を検討する．

まとめ

　合指症は比較的多く経験する疾患であり，その治療法はほぼ確立されたものとなっている．正確な術前評価，適切な手術法ならびに丁寧な術後管理を行うことで良好な成績が得られる．

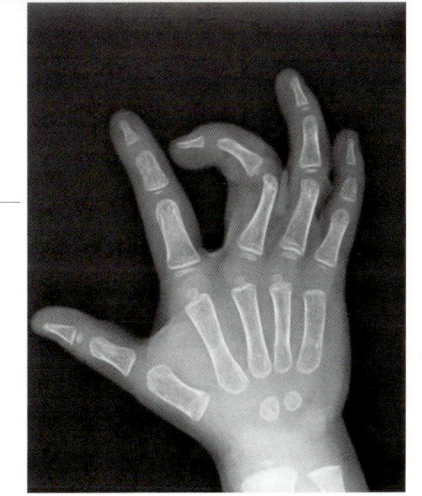

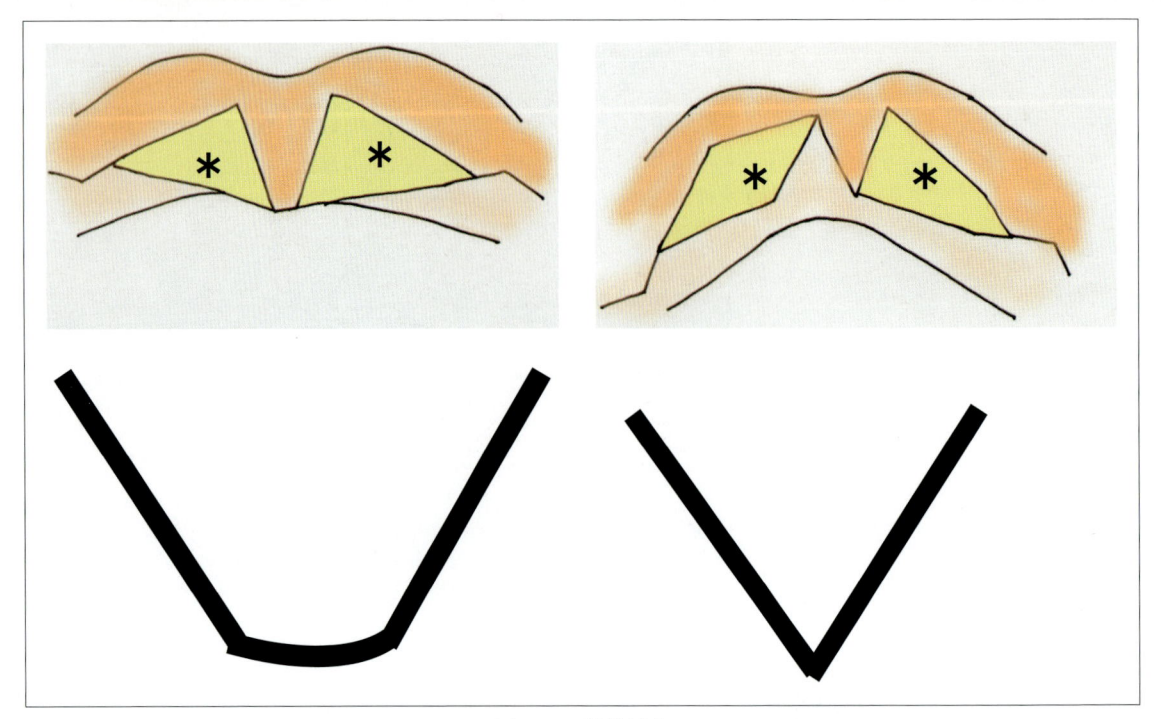

図 6. ＊遊離植皮

文 献

1) 成瀬一郎, 上田悦子：指奇形発症の分子メカニズム. 小児科臨床. **66**(増刊)：1425-1431, 2013.
2) Milaire, J., Roze, M.：Hereditary and induced modifications of the normal necrotic patterns in the developing limb buds of the rat and mouse：facts and hypothesis. Arch Biol. **94**：459-490, 1983.
3) 荻野利彦：裂手症, 中央列多指症と合指症は, なぜ同じ範疇の先天異常なのか(国際手外科連合上肢先天異常分類の日手会改良分類法の成立過程). 日手会誌. **30**：854-860, 2014.
4) 日本手外科学会先天異常委員会：手の先天異常分類マニュアル 改訂版 2012 年. 一般社団法人日本手外科学会ホームページ http://www.jssh.or.jp/index.html
5) 津下健哉：合指症. 手の外科の実際(改訂第 7 版). pp620-625, 南江堂, 2011.
6) Kojima, T., Hirase, Y.：Congenital Disorders：Syndactyly. In Berger, R. A., Weiss, A. C.(ed)：Hand Surgery. 1425-1434, Lippincott Williams & Wilkins, 2004.
7) Kay, S. P., McCombe, D. B., Kozin, S. H.：Syndactyly. In Wolfe, S. W., Hotchkiss, R. N., Pederson, W. C., Kozin, S. H.(ed)：Green's Operative Hand Surgery. 6th ed. 1303-1311, Elsevier, Churchill Livingstone, 2011.
8) 石倉直敬, 平敷貴也, 島田賢一ほか：駆血下での逆行性橈骨動脈造影の有用性. 日手会誌. **17**：82-86, 2000.
9) 児島忠雄：手の先天異常―合指症. 形成外科. **43**：47-57, 2000.
10) Cronin, T. D.：Syndactylism；Results of zig-zag incision to prevent post-operative contracture. Plast Reconstr Surg. **18**：460-468, 1956.
11) Morgan, R. F., Edgerton, M. T.：Tissue expansion in reconstructive hand surgery：Case report. J Hand Surg. **10A**：754-757, 1985.
12) Buck-Gramcko, D.：Progress in the treatment of congenital malformation of the hand. World J Surg. **14**：715-724, 1990.
13) van der Biezen, J. J., Bloem, J. J.：The double opposing palmar flaps in complex syndactyly. J Hand Surg. **17A**：1059-1064, 1992.
14) 日本手外科学会機能評価委員会：合指症の機能評価表. 手の機能評価表 第 4 版. 日本手外科学会. 2006.
15) Moss, A. L. H., Foucher, G.：Syndactyly；Can web creep be avoided?. J Hand Surg. **15B**：193-200, 1990.
16) 児島忠雄, 平瀬雄一, 福本恵三ほか：多数指間の web 上昇を伴う MP 関節屈曲拘縮(先天異常手)による Y 型背側矩形皮弁の応用. 日手会誌. **18**：620-622, 2001.

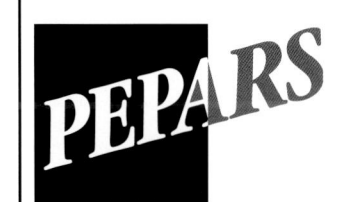

◆特集/手足の先天異常はこう治療する

横軸形成障害の治療

川端秀彦[*1] 田村太資[*2]

Key Words：短合指症(symbrachydactyly)，横軸形成障害(tranverse deficiency)，血管柄付き足趾移植術(free vascuralized toe transfer)，足趾骨移植術(toe phalanx transfer)，指間形成術(web plasty)

Abstract 横軸形成障害は手指が短縮して皮膚性合指を呈するものから上腕の先天性切断に至る広いスペクトラムの疾患を内包する概念であり，短合指症と同義である．ほとんど例外なく片側性で，中央の指列がより障害を強く受け，中指の罹患が最も多く母指の罹患が最も少ない．末梢低形成型，短合指型，乏指型，単指型，無指型，手関節近位型の6型に分類される．軽症例は未治療であっても機能的には良好であるが，整容面も考慮して指間の分離，植皮術の適応となる場合が多い．機能障害が大きな例に対しては第一指間の開大，母指対立再建，矯正骨切り術などが考慮される．重症例では多数指が欠損し，把持機能が損なわれる．そのため足趾骨移植術，遊離血管柄付き足趾移植術，骨延長術などが適応となる．

はじめに

横軸形成障害(短合指症)は手指が短縮して皮膚性合指を呈するものから上腕の先天性切断に至る広いスペクトラムの疾患を内包する概念である．3万人に1人発生するとも言われているが，我が国での正確な発生頻度はわかっていない．我々の施設だけでも約150例経験しており，実際の発生頻度はより高いと想像される．中央の指列がより障害を強く受け，中指の罹患が最も多く母指の罹患が最も少ない．ほとんど例外なく片側性であり，同側の大胸筋欠損を伴うことがある．短合指症と大胸筋欠損の合併例はPoland症候群と言われ，この2つの先天異常に共通の発生原因が示唆されている．鎖骨下動脈・椎骨動脈およびそれらの分枝血管の発生異常による血行障害に起因する様々な先天異常を「鎖骨下動脈血流障害シークエンス」という概念で捉える考え方がBavinckとWeaverによって提唱されている[1]．内胸動脈分岐より遠位で障害を受けた場合には大胸筋欠損を伴わない手の横軸性形成障害を生じ，内胸動脈分岐より近位かつ椎骨動脈分岐より遠位の鎖骨下動脈に障害が生じた時にPoland症候群が発生する．

分類

短合指症において最もよく使用されるのがBlauth and Gekeler分類である[2]．この分類が手内での異常だけの分類であるため，日本手外科学会ではこれを拡張した短合指症分類を提唱している．日本手外科学会先天異常マニュアル[3]によると，短合指症はカテゴリー1の形成障害に属し，その小分類の横軸形成障害と同義に扱われている．その程度により末梢低形成型から肩型までの14に分けられる．短合指症という言葉を手指のない重症例に対して用いることは一見奇異に思うかもしれないが，歴史的経緯に加え，同じ病態の一

[*1] Hidehiko KAWABATA, 〒594-1101 和泉市室堂町840 大阪府立母子保健総合医療センター整形外科，主任部長
[*2] Daisuke TAMURA, 同センターリハビリテーション科，部長

表 1. 短合指症分類

- 末梢低形成型(Peripheral hypoplasia type)
- 短合指型(Short and webbed finger type)
- 乏指症型(Oligodactyly type)
- 単指症型(Monodactyly type)
- 無指症型(Adactyly type)
  — 母指 CM 関節(＋)(Thumb CMj preserved)
  — 母指 CM 関節(−)(Thumb CMj not-preserved)
- 手関節近位型(Wrist disarticulation and above type)

連のスペクトラムであることを理解すれば納得できるだろう．筆者は日本手外科学会の網羅的な分類を若干簡略化して，Blauth and Gekeler 分類に，より軽微な型である末梢低形成型とより重篤な型である手関節近位型を加えた 6 型に分ける分類を考案し使用している(表1)．

治　療

1．末梢低形成型

この型は合指がなく，末節骨の低形成を特徴とする．機能障害を認めず，治療を要しない．

2．短合指型

この型の短合指症では母指が障害を受けていないことが多い．示指から小指までの全指または一部の指が形成不全とともに合指を形成している．治療としては合指の解離と鼠径部または足内顆部からの全層植皮を施行する．隣接した複数の指間が合指を形成している場合は 2 回に分けて分離することが推奨されるが，合指の深さによっては一期的に行うことも可能である(図1)．筆者は術前に血管造影を行わず，術中に指動脈が肉眼的に確認できれば一期的に，確認できなければ二期的に指間形成を行っている．母指示指間が浅い場合は必要に応じて opposed Z 形成術などで指間の開大を行う．Brand法のような背側からの皮弁での指間形成は示指から小指の合指があるために行いにくい．ごく軽症の例を除き，指間関節に可動域制限または指間関節数の減少を認めるが，これに対する効果的な治療法はない．MP 関節にも可動域制限のある例もごく少数あるが，通常はこの関節の動きが良好で機能障害は許容範囲内である．手全体が小さいことも常に愁訴として挙がってくるが，これに対する有効な治療手段はない．

3．乏指型

指の数が減少し数本となった場合でも，母指は存在し機能的にも概ね満足できる状態である．筆者の経験したこの型の短合指症 34 例中では 3 例でのみ母指が大きく障害されていた．母指の長さが不足していれば骨延長術や足趾骨移植術で対応する．第一指間に対しては短合指型と同様の手術を行うが，時に母指の回内運動が障害されており，第 1 中手骨の回内骨切り術を追加する．母指の対立運動が障害されている場合は腱移行術による対立再建を行うが，他の指にも低形成があり，浅指屈筋・小指球筋ともに使用できないことがある．筆者はそのような例に長掌筋腱を手掌筋膜とともに採取して腱の長さを補ってこれを母指に移行する Camitz 法を行い，良好な結果を得ている．小指は母指に次いで残存することが多い指列だが，母指に対応するポストとして十分機能していたものは 6 例(18％)にすぎなかった．しかし，この型の短合指症の手の機能は想像以上に良好である．小指，時に母指の安定性が悪い場合には関節固定術を行うが，幼少時には骨化が不十分なために行えないことがある．このような例ではキルシュナー鋼線で MP 関節を一時固定して大きくなってから関節固定を行っている．示指，中指，環指の再建は患者家族の希望があれば，足趾骨移植術とその後の指間形成で再建可能である(図2)．足趾骨移植の術式についてはいくつかの雑誌・成書

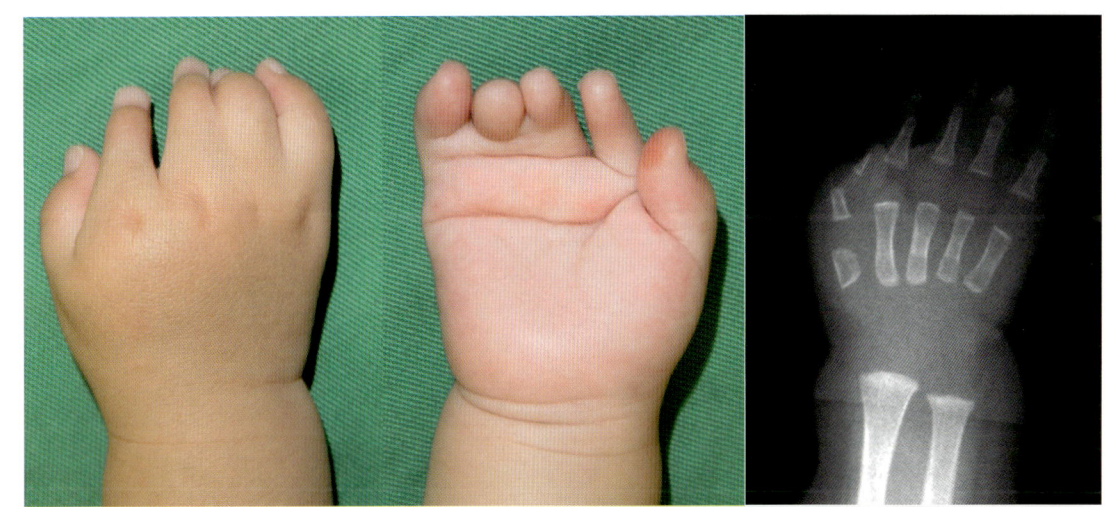

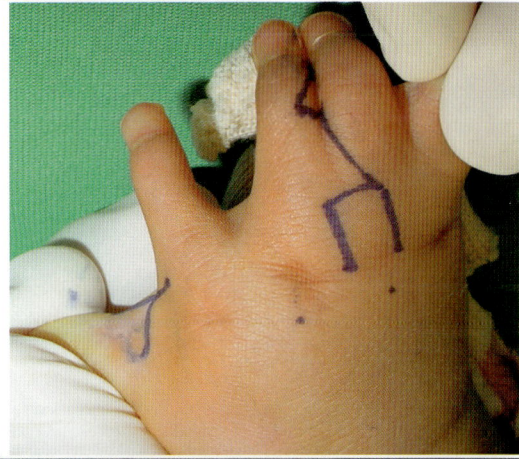

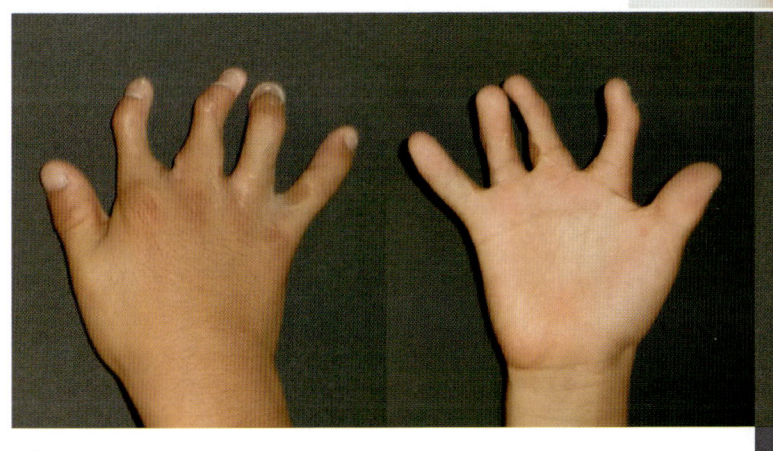

図 1.
短合指型：1歳，男児
 a：生下時より，低形成を伴う皮膚性不完全合指を呈していた．すべての指間が正常より上昇しており，中指環指間の指間が最も浅い．
 b：生後7か月に初回手術として，母指示指間で第1背側骨間筋の筋膜を切離し，Z形成術を施行した．DIP関節レベルまでの皮膚性合指の中指環指間は中指にのみ植皮を右鼠径部より施行した．動脈の分岐がやや遠位にあり，これを温存した．隣接する合指は皮切の関係で同時に深くできないため1歳3か月時に改めて指間形成を行った．
 c：10歳．植皮片の色素沈着を認めるが，指間の再上昇を認めない．斜指があり握り込むと示指が交差するが，本人と家族に不満がないため経過観察としている．

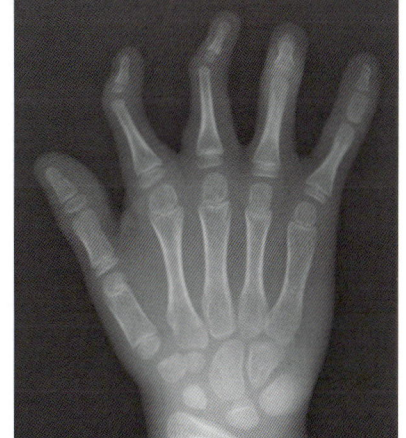

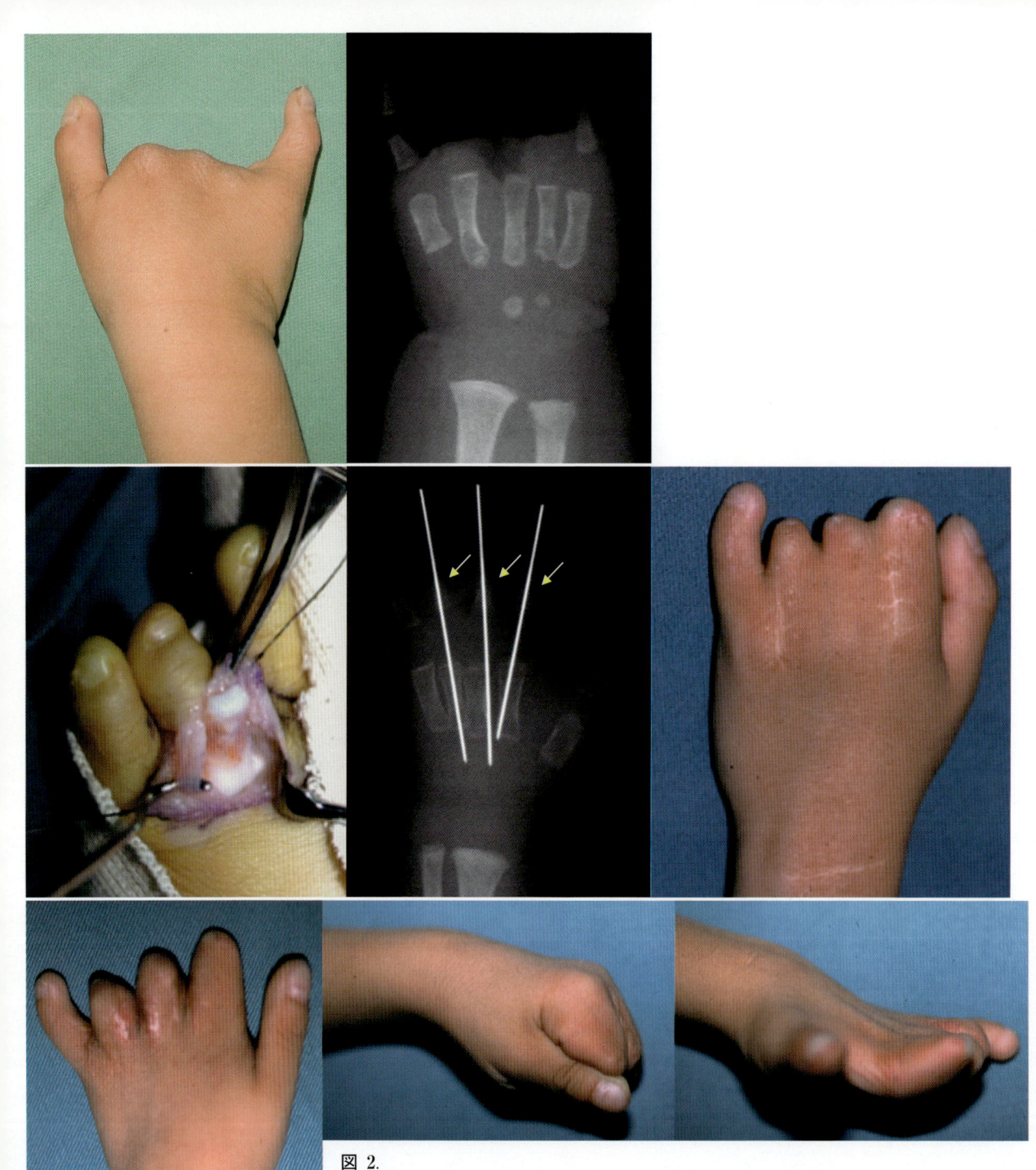

図 2.
乏指症型：1歳，男児
 a：生下時より示指中指環指が完全欠損し，低形成の母指と小指が残存していた．母指は健側と比較して小さいが機能はほぼ正常であった．小指は中節骨が欠損して指間関節がひとつとなっていたが，その関節を含めて可動域は良好であった．
 b：家族の希望があり1.8歳時に，第2から第4中手骨先端に足趾骨を移植して示指中指環指の再建を行った．両側の第4趾基節骨および一側の第3趾基節骨を骨膜を付けて採取し，手に移行した．手には屈筋腱，伸筋腱の遺残があったので，これらを移植骨に縫着した．
 c：5歳時に指間形成植皮術を行った．MP関節の可動域は良好である．

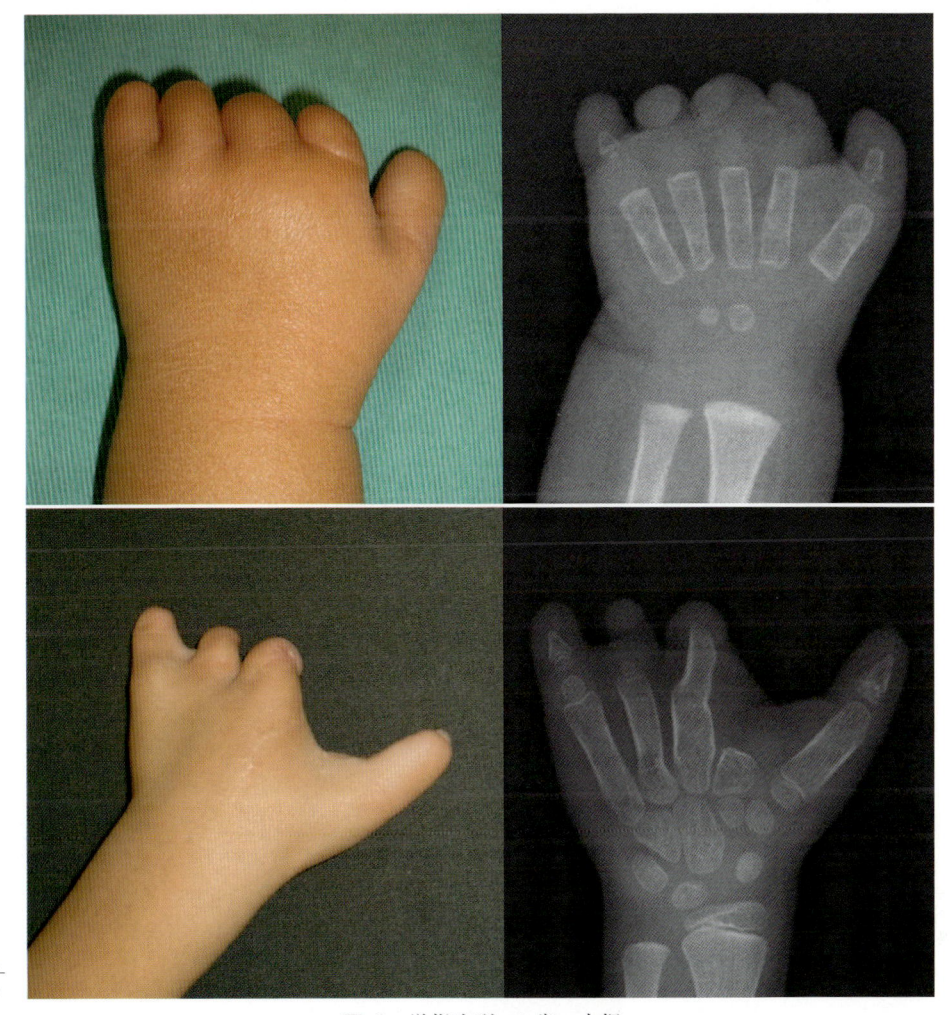

図 3. 単指症型：1 歳，女児
a：母指と小指に基節骨の遺残を認めるが，示指中指環指は基節骨が欠損し，指様の軟部組織の塊があるのみであった．乏指症型との移行型である．身体の他の部位からの組織移植を希望しなかったため，1.4 歳時に第 2 中手骨の第 3 中手骨への on-top 形成術を施行した．
b：6.5 歳．示指に相当する第 3 中手骨が長くなり，第一指間が深くなって物の把持が容易になった．手術瘢痕も目立たず，満足度は高い．

に記載しているので参照願いたい[4)~6)]．

4．単指型

母指が残存し示指以下の指が完全欠損となって，指が 1 本になってしまうと手としての機能が強く損なわれる．物の把持が出来るためには少なくとももうひとつ指を形成する必要が生じる．示指以下の中手骨長が十分あれば，第 2 中手骨の第 3 中手骨への on-top 形成術が，第 3 中手骨の骨長増加と同時に第一指間を深くできるので簡便である(図3)．この操作によってできた第一指間と長くなった第 3 中手骨のポストで，手としての最小限の機能は獲得することができる．指長の不足に対しては乏指症と同様の手術を行うが，さらに機能の高い手を目指すには血管柄付き足趾移植術が必要となる[7)8)]．

5．無指型

筆者の経験したこの型の短合指症は 22 例である．そのうち 6 例では母指の CM 関節が残存し，第 1 中手骨がある程度母指として機能する状態であった．このような症例に対しては母指の基節骨

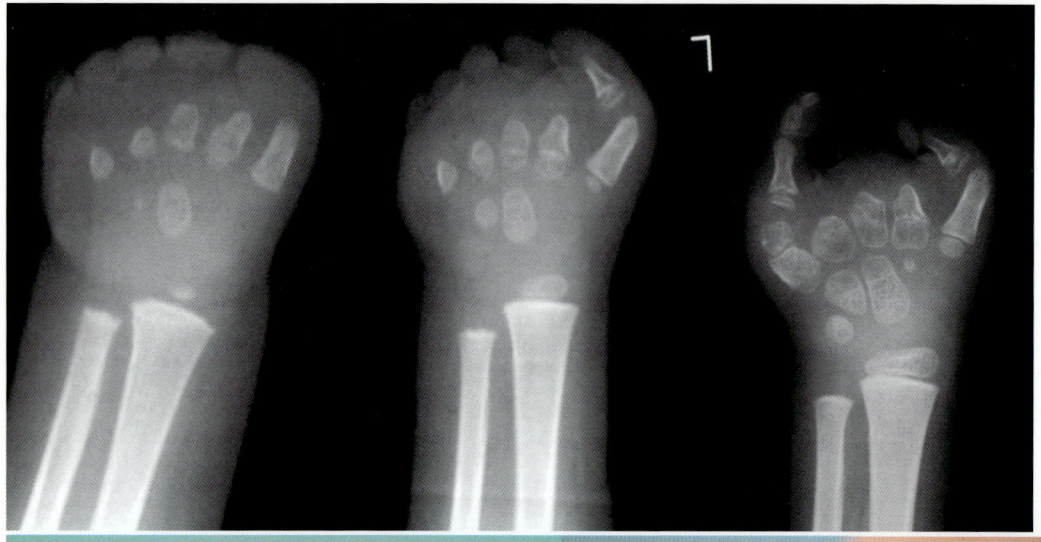

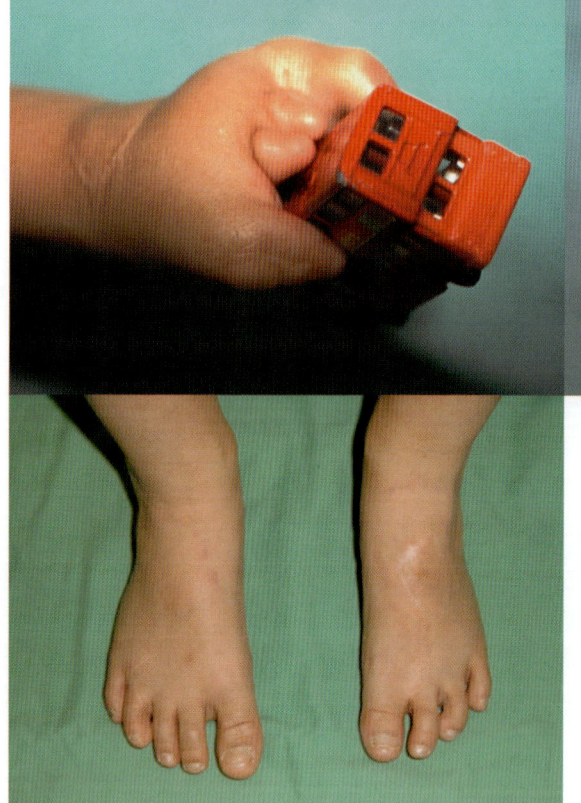

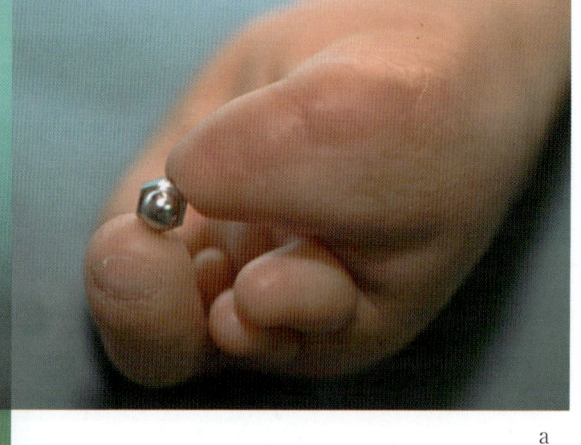

図 4.
無指症型：1歳，男児
 a：生下時より，全指が完全欠損していたが母指の CM 関節機能は残存していた．1.9 歳時に第 1 中手骨先端に足趾骨移植術を施行し，3.8 歳時に第 5 中手骨遺残物の上に遊離血管柄付き足趾移植術を行った．
 b：10 歳時の手足の状態

を足趾骨移植術で再建することで単指症型とみなした治療が可能となる(図 4)．しかし，母指の CM 関節がない例では機能再建は困難でふたつの足趾を血管柄を付けて移植するしかないだろう．

6．手関節近位型

外科的治療は困難で，筋電義手の適応となる．片側性の疾患であること，保険適応が得られにくいことから，まだ我が国では広くは普及していない．

文　献

1) Bavinck, J. N., Weaver, D. D.：Subclavian artery supply disruption sequence：hypothesis of a vascular etiology for Poland, Klippel-Feil, and Möbius anomalies. Am J Med Genet. **23**：903-918,

1986.
2) Blauth, W., Gekeler, J. : Symbrachydaktylien. Beitrag zur Morphologie, Klassifikation, und Therapie. Handchirurgie. **5** : 121-174, 1973.
3) http://www.jssh.or.jp/doctor/jp/infomation/file/catouroku_manual.pdf
4) 川端秀彦：短指症・短合指症．新 OS NOW. **22**：199-204, 2004.
5) 川端秀彦, 田村太資：先天異常手―横軸形成障害．Orthoplastic Surgery―四肢再建手術の実際―. 平瀬雄一ほか編. 122-125, 克誠堂出版, 2013.
6) 川端秀彦：足趾骨移植術. 整災外科. **56**：1498-1499, 2013.
7) 川端秀彦：toe-to-hand transfer による先天異常手の再建. エキスパート形成再建外科手術. 光嶋勲編, 274-285, 中山書店, 2010.
8) 鈴木歩実, 川端秀彦：先天性手指欠損に対する足趾移植術. 日本マイクロサージャリー学会誌(掲載予定)

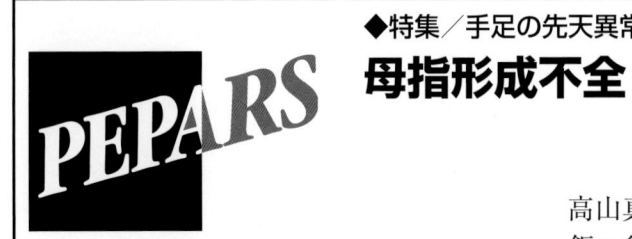

◆特集/手足の先天異常はこう治療する

母指形成不全

高山真一郎[*1]　関　敦仁[*2]　鳥居暁子[*3]
飯ヶ谷るり子[*4]　森澤　妥[*5]　高木岳彦[*6]

Key Words：母指形成不全症(hypoplastic thumb)，浮遊母指(floating thumb)，対立再建(opponensplasty)，母指化術(pollicization)，骨移植(bone graft)

Abstract　母指形成不全症は，その障害程度の幅が大きく，重症度に応じた機能再建が求められる．短母指外転筋(abductor pollicis brevis；以下，APB)の筋腹が比較的保たれている軽症例では，停止部の移行による対立再建が可能である．母指球筋の低形成が強い Blauth II および III A に対しては小指外転筋(abductor digiti minimi；以下，ADM)を用いた再建が行われるが，MP 関節の安定性が得られないと対立再建の機能成績が不良であるため，腱縫合部位が重要となる．Blauth III B 異常の重症例では一般に示指の母指化術が推奨されているが，このような症例でも，母指のサイズが比較的保たれていれば中足骨頭移植を用いた母指温存治療が可能で，母指化術に匹敵する機能再建が得られる．さらに重症な症例では示指の母指化術が唯一の再建法となる．

はじめに

　脳の発達・二足歩行・両眼視などと並んで，母指の対立機能は霊長類の特徴とされるほど重要で，母指は手の把持機能の要である．一方，母指形成不全症では，母指欠損や浮遊母指を除くと外観の異常が比較的目立たないため，診断や外科的治療の判断が遅れることも稀ではない．

　母指形成不全症は，手の先天異常分類では縦軸形成障害の橈側列障害として位置づけられる．本症に対しては，Manske ら[1]が改変した Blauth 分類[2] (図 1)が広く用いられ，重症度ごとの治療方針は概ね確立されつつある．我々もこれらの基本方針に準じて経験を重ねてきたが，MP 関節安定性が得られないと対立機能再建の結果が不良であること，母指化術が推奨される重症な低形成例でも母指の温存を強く希望する家族が多いなどの問題点が存在し，これらを踏まえて治療法の改善や適応を検討してきた．

　本稿では，1. Blauth II および III A に対する小指外転筋(ADM)を用いた母指対立再建の改良法，2. Blauth II の軽症例に対する短母指外転筋(APB)停止部の移行による対立再建法，3. Blauth III B および IV に対する中足骨頭移植を用いた母指温存治療法，4. 示指の母指化術，の手技について述べるとともに，母指形成不全症の再建方針について解説する．

1. Blauth II・III A に対する対立再建：ADM 移行術(Huber 法)の改良

　母指形成不全 Blauth II および III A では，第 1

[*1] Shinichiro TAKAYAMA, 〒157-8535　東京都世田谷区大蔵 2-10-1　国立成育医療研究センター整形外科，部長
[*2] Atsuhito SEKI, 同，医長
[*3] Akiko TORII, 同，フェロー
[*4] Ruriko IIGAYA, 同，レジデント
[*5] Yasushi MORISAWA, 〒351-0102　和光市諏訪 2-1　国立病院機構埼玉病院リハビリテーション科，医長
[*6] Takehiko TAKAGI, 〒259-1193　伊勢原市下糟屋 143　東海大学整形外科，講師

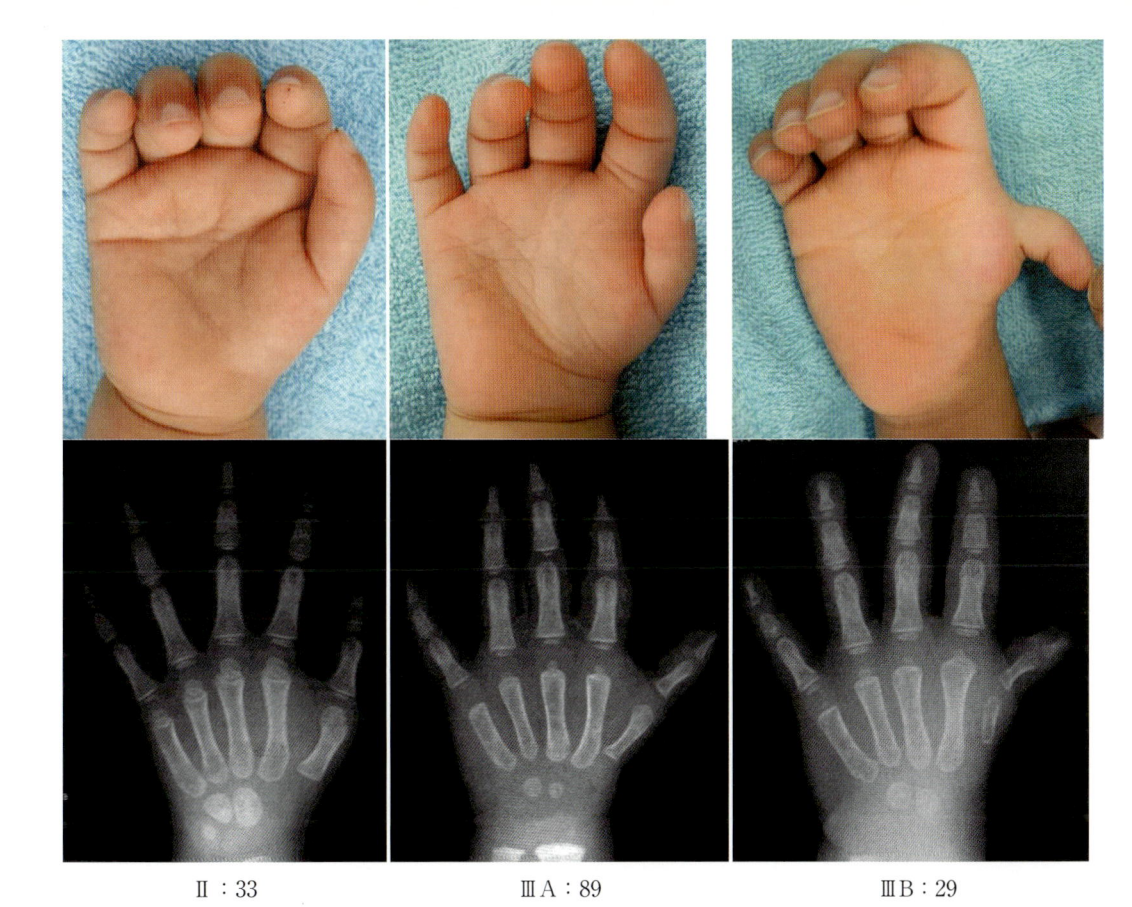

Ⅱ：33　　　　　　　　　ⅢA：89　　　　　　　　　ⅢB：29

図 1.
Manske らの改変による Blauth 分類と
1990〜2014 年成育医療研究センターでの
症例数
Type Ⅰ：ごく僅かな低形成
Type Ⅱ：第 1 指間の狭小化・MP 関節の不
　　　　安定性・母指球筋の低形成
Type ⅢA：Type Ⅱの特徴＋手外筋の異常
　　　　と第 1 中手骨の軽度の低形成
Type ⅢB：Type ⅢAの特徴＋第 1 CM 関
　　　　節欠損（第 1 中手骨中枢部欠
　　　　損）
Type Ⅳ：浮遊母指
Type Ⅴ：母指の欠損

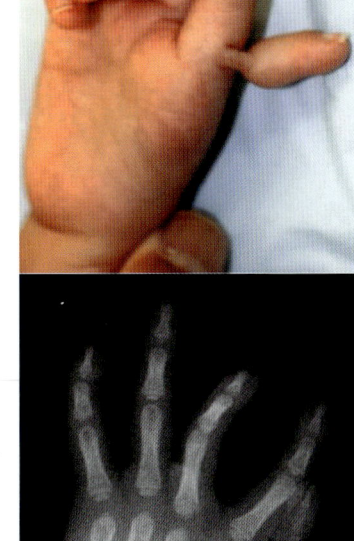

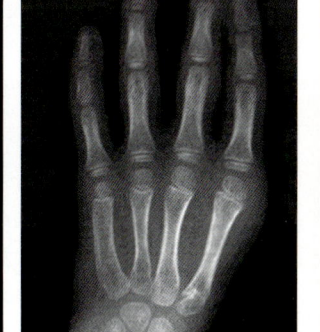

Ⅳ：41　　　　　　　　　Ⅴ：26

指間の狭小化・MP 関節の不安定性・母指球筋の低形成による対立機能障害が特徴(図2)で,一般に ADM 移行術による対立再建が行われる.本術式は正中神経麻痺に対する再建術として,Huber[3]および Nicolaysen によって考案され,Littler[4]により一般に知られるようになったため,本邦では Huber-Littler 法と呼ばれている[5)6)].母指形成不全症で MP 関節の動揺性が著しい場合,つまみ動作で ulnar-collapsed pattern と呼ばれる MP 関節橈屈屈曲変形をきたすが,対立機能における MP 関節の安定性の重要性については十分に認知されているとは言えない.MP 関節安定性獲得に対しては,関節包の縫縮,尺側側副靱帯形成,MP 関節仮固定あるいは関節固定などが行われてきたが,いずれも満足な結果とは言い難く,MP 関節仮固定では挿入した Kirschner wire が折損して抜去困難となった症例も経験した.指腹つまみには母指が回内することが求められるが,従来の ADM 移行術では十分な母指の回内が得られず,母指と他の指との指腹つまみができない.これらの問題点を解消する目的で,移行筋腱末梢部を MP 関節尺側に縫合する改良法を考案した[7)8)].

本術式考案のきっかけは,Huber-Littler 法と MP 関節仮固定を行った Blauth ⅢA の 2 歳女児が,術後転倒し,Kirschner wire が折損したことであった.Kirschner wire 折損後母指の対立は不良となり,移行筋の壊死あるいは縫合不全を疑って展開を行ったところ,移行筋の循環や縫合部の状態は良好であった.しかしながら母指 MP 関節橈側に縫合された移行筋は,母指の掌側外転力として有効に作用していないことに気づいた.縫合部をいったん切離し,移行筋の緊張を高めるため伸筋腱の深層を通して MP 関節尺側へ縫合部を移動させると,母指のバランスは良好となり,かつ MP 関節の安定性が得られた.以後母指 MP 関節不安定性の強い症例では,最初から母指 MP 関節尺側に移行筋を縫合することとした.

A.術式の要点(図3)
1)ADM の剝離・起始部の移動

小指球部尺側の縦皮切および手掌皮線尺側に沿った L 型デザインで ADM を展開する.ADM と短小指屈筋(flexor digiti minimi brevis;以下,FDM)との間を剝離して,ADM を挙上,同筋への神経血管束を同定して,周囲の脂肪組織を付着させた状態で,小指の MP 関節を越えて同腱の停止部まで展開する.ADM 腱は 2 腱に分かれるが,移行筋を長く利用するために,基節骨への付着部を含み,両者ともできるだけ末梢で剝離・採取する.さらに移行筋の長さを確保するため Ogino ら[5)]の方法に準じて APB 起始部を豆状骨から剝離,橈側に移動させ横手根靱帯へ縫合する.この際尺側手根屈筋の橈側半裁腱は豆状骨・ADM 起始部に付着させたままとし,尺側半裁腱を末梢の ADM 筋腹と連続させ豆状骨から剝離挙上する.また ADM 表層を走行する指神経を損傷しないように剝離操作の際に注意する.

2)移行筋の縫着

移行する ADM 末梢部を,手根管部分の皮下トンネルを通して母指球筋部さらに母指 MP 関節背側に導き,長母指伸筋腱(extensor pollicis longus;以下,EPL)・短母指伸筋腱(extensor pollicis brevis;以下,EPB)を滑走床から剝離後その深層を通して MP 関節尺側の関節包および母指内転筋腱に縫合する.従来の ADM 移行術では移行筋を MP 関節橈側に縫合しているが,本改良法では移行腱縫着部を MP 関節尺側末梢に設定することで,母指の掌側外転および回内作用に加え,母指 MP 関節を伸展させる効果を持つ.しかし移行筋の緊張が強すぎると術後 MP 関節の伸展拘縮が生じる可能性があり,移行筋の緊張と縫合部位設定は慎重に行う必要がある.2〜3 か所の仮縫合を行った後に,母指のバランスをチェックし,MP 関節の屈曲が妨げられていないことを確認してから追加の縫合を行う.術後は母指対立位での 2〜3 週間のギプス固定後自動運動を許可しているが,移行した ADM と伸筋腱との癒着を防止す

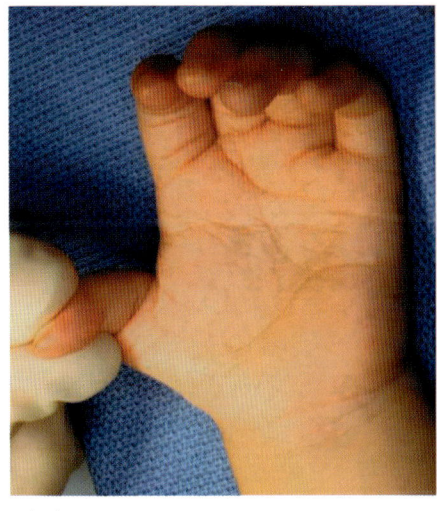

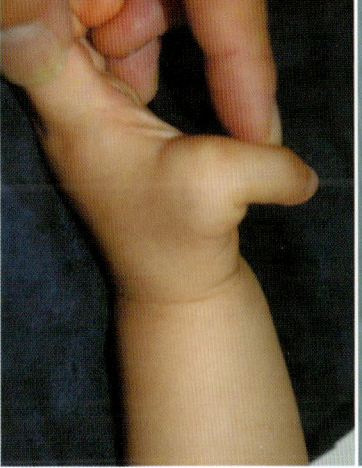

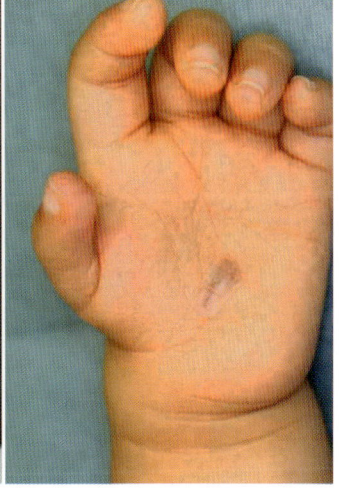

a|b|c

図 2. Blauth Ⅱ の特徴
　a：第 1 指間の狭小化
　b：MP 関節の著しい不安定性 ulnar-collapsed pattern
　c：母指球筋の低形成

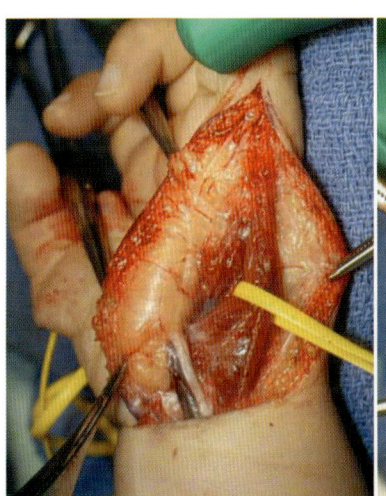

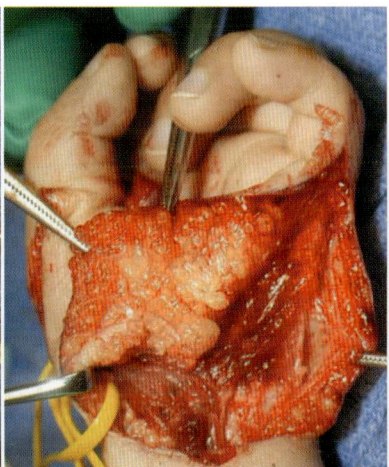

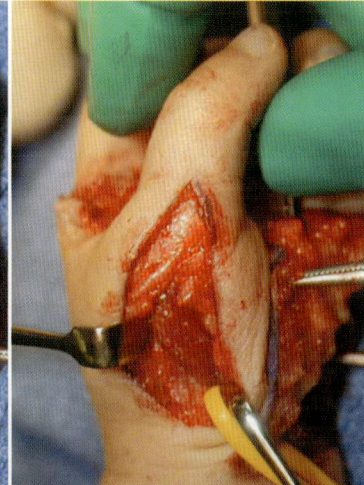

a|b|c
d|e

図 3.
小指外転筋移行術(改良法)の実際
　a：小指外転筋を末梢腱まで十分に展開し，尺骨動脈・神経から分岐する血管神経束を確認する．
　b：起始部を尺側手根筋腱の橈側半裁腱とともに豆状骨より剝離し，手根管部分の皮下トンネルを通して，母指側に導く．
　c：移行腱の末梢が母指 MP 関節尺側まで到達できることを確認し，移行筋を母指球筋部の皮下トンネルおよび EPL/EPB の深層に通す．
　d：母指 MP 関節尺側の母指内転筋停止部に縫合
　e：縫合後の母指のバランス．MP 関節安定性獲得とともに母指の回内効果が得られる．

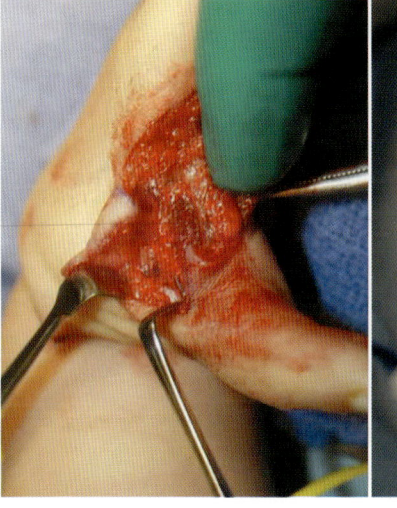

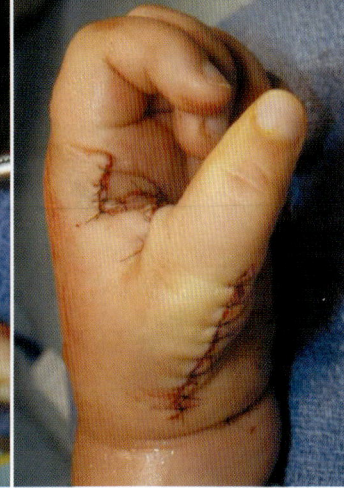

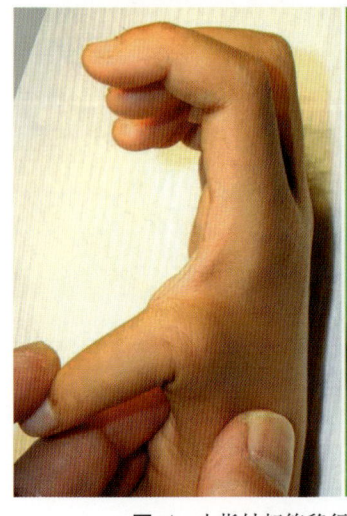

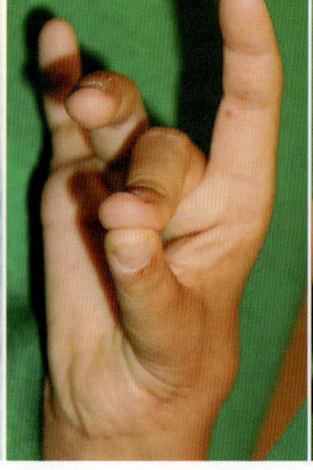

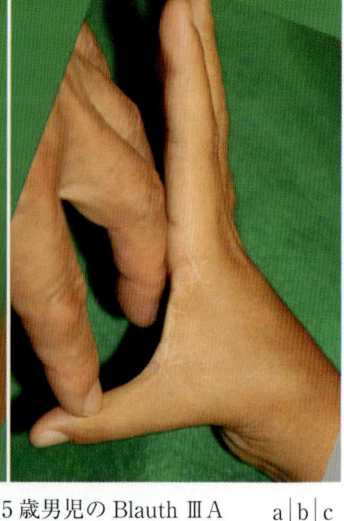

図 4. 小指外転筋移行術改良法により治療を行った 5 歳男児の Blauth ⅢA
a：術前．第 1 指間が十分開大せず，母指 MP 関節は不安定で橈屈する．第 1 指間は opposed Z plasty で形成し，小指外転筋移行術改良法を行った．
b：術後 24 か月．良好な指腹つまみが可能となっている．
c：MP 関節の安定性も良好である．

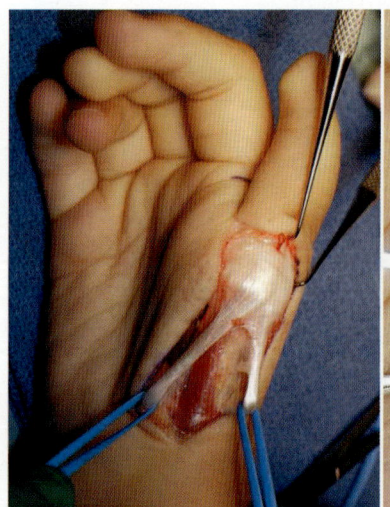

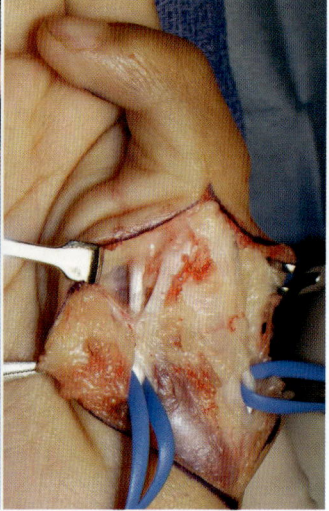

図 5.
a：Pollex abductus. FPL と EPL 間が線維性結合組織で連続し，両者とも母指の橈側にシフトし，母指の屈伸が不良である．
b：FPL から分岐した副腱が基節骨基部橈側に停止している．副腱切離により IP 関節の自動屈曲が得られる症例がある．

るため，IP 関節の自動他動屈伸運動は術直後から積極的に行わせている．さらにギプス除去後は MP 関節の伸展拘縮を防止するため，MP 関節の屈曲運動の指導も重要である．術前 MP 関節の安定，母指の回内が可能となることで，良好な指腹つまみが得られる(図 4)．

また Blauth ⅢA では伸筋腱と屈筋腱がいずれも橈側にシフトして両者が線維性組織で結ばれている "Pollex abductus"[9] と呼ばれる状態が高頻度に見られる(図 5)．これらに対しては，連結する線維性組織を切離し，長母指屈筋(flexor digitorium longus；以下，FPL)腱および EPL 腱をそれぞれ滑走床から剥離し，FPL に対しては靱帯性腱鞘を作製して掌側中央を滑走するように処置を加えるが，末梢腱の癒着のみならず筋腹の低形成も存在するため，良好な自動屈伸可動域改善は難しい．また FPL 腱は中手骨レベルで橈側に分岐した副腱が MP 関節部分に停止することがあるが，このような症例では，副腱を切離することで IP 関節の屈曲可動域の改善が期待できる症例もある．

さらにほとんどの症例で第 1 指間の狭小も合併しており，軽度な場合は局所皮弁での形成を追加

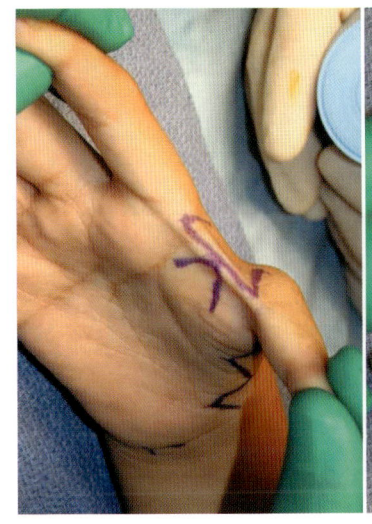

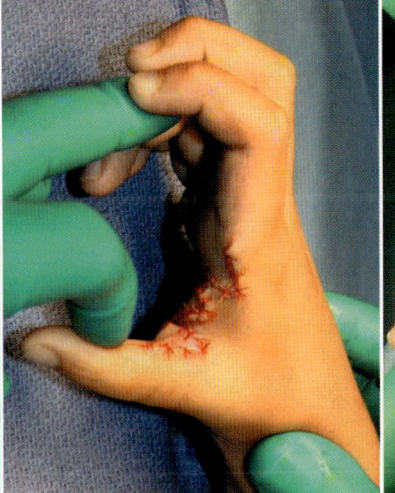

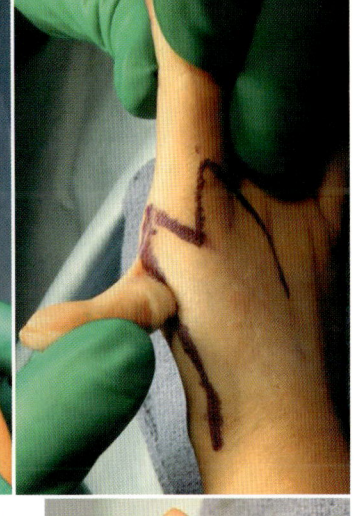

図 6.
母指形成不全における第 1 指間の形成
　a：Opposed Z palsty のデザイン
　b：Opposed Z palsty の縫合後
　c：浮遊母指症例に対する Sliding flap のデザイン
　d：Sliding flap による第 1 指間形成縫合後の状態．手背の皮膚欠損部分に対しては足関節内顆下方からの全層植皮を行う．

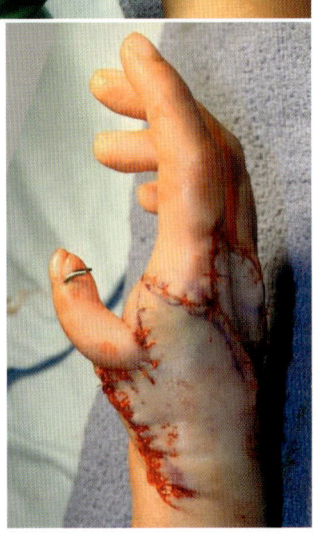

する．我々は opposed Z plasty を好んで用いている．Blauth ⅢA レベルであればこの方法で良好な第 1 指間形成が得られるが，後に述べる重症例では，局所皮弁および遊離皮膚移植が必要である（図 6）．

2．軽症例における APB を用いた対立再建（図 7）

Blauth Ⅱ の軽症例では，母指球筋の低形成・対立機能障害が認められても，APB の筋腹は比較的保たれていることがある．このような症例では，母指球筋特に APB 停止部が掌側に偏位していることが，対立機能が損なわれている主原因である．本来 APB は母指 MP 関節で基節骨橈側に停止する一方，EPB/EPL に連続する線維を有するため，母指を回内しながら MP 関節を伸展する作用を有するが，停止部の掌側に偏位すると，MP 関節を橈屈・屈曲させる働きしか得られない．前述した ADM 移行術改良法にヒントを得，このような症例に対しは APB 腱を末梢停止部で一旦切離し，MP 関節尺側へ移行する対立再建法を考案した[10]．

軽症の母指形成不全症では，ADM 移行術を行う前に，母指球筋部を展開して APB の筋腹がある程度以上存在すれば，手技がより簡便な本法による対立再建が推奨される．しかし APB の筋腹がどの程度存在していれば適応可能なのかを，明確に定めることは難しい．術前 MRI により筋肉の状態はある程度把握可能であるが，定量評価は困難である．現時点では術中の母指球筋部展開で判断せざるを得ず，この時点で APB の低形成が著しければ ADM 移行術に切り替えている．前述

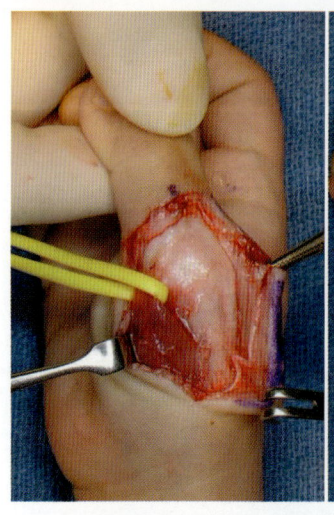

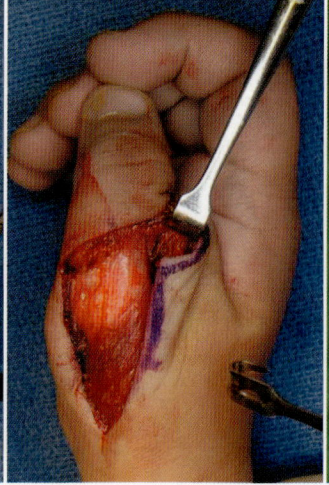

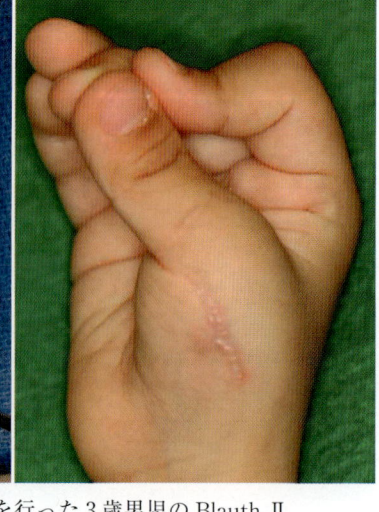

図7．短母指外転筋移行術(APB transfer)による再建を行った3歳男児のBlauth Ⅱ
a：術中所見．短母指外転筋の筋腹は比較的保たれているが，停止部がMP関節掌側に偏位している．
b：小指外転筋移行術の改良法に準じて，短母指外転筋腱を母指MP関節尺側に移行する．
c：術後10か月の状態．MP関節の安定性は良好で，母指は回内方向に回旋し，良好な指腹つまみが獲得されている．

したADM移行術変法と同様に移行筋の緊張が過剰となるとMP関節の伸展拘縮が生じるリスクがあるため，注意を要する．

3．Blauth ⅢBおよびⅣに対する中足骨頭移植と腱移行による二期的再建術

重度の先天性母指形成不全症に対して，母指を温存して十分な機能を再建することは難しく，第1中手骨の欠損部への単なる骨移植では移植骨が成長せず，CM関節機能も再建されないため，機能的・整容的に満足とは言えない．このような症例では一般に示指の母指化術が適応されているが，小さな母指でもその温存を強く希望する家族が多い．

母指を温存しつつ良好な機能を獲得する目的で，矢部ら[11]は骨端線を含む第4中足骨頭の遊離移植に加え2次的に筋移行を行う方法を考案し，初期の2例の結果を1973年に報告した．以後Blauth ⅢBおよびⅣで比較的母指のサイズが維持されている症例に対し，改良を重ねながら本再建法を施行してきた．

A．術式の概要(図8)

手術は2期に分け，第1期手術は骨移植と第1指間部の形成を行う．母指の位置により第1指間の形成方法は異なるが，主にSpinner flapを用い，第1指間を開大する．皮膚に比較的余裕がある場合には，植皮が不要な田島flapを用いることもある．まず短い第1中手骨中枢端を確認し，骨膜を花弁のように剥離して拡げる．中手骨先端が細い場合は，移植骨片中に差し込めるように鉛筆の先端のように形成する．Blauth ⅢBでは母指内転筋付着部の筋膜を切離することにより，内転拘縮の改善を図る．補填すべき第1中手骨長を計測し，15～25 mm長の第4中手骨末梢部を骨頭を含め採取する．中足骨骨頭側には掌側板・関節包・側副靱帯を可及的に付着させるが，掌側板を周囲から剥離する際に屈筋腱を損傷しないように注意する．大菱形骨が存在しない重症例では，第4趾基節骨基部を含み中足趾節関節(metatarso phalangeal joint；以下，MTP関節)ごとの移植をする．中足骨の欠損部分に対しては，同側の腸骨よりapophysisを含む同等の大きさの骨片を採取して充填し，軟骨側をMTP関節面に設置して，第4趾末梢から1.0～1.2 mm Kirschner wire 2本で移植骨片を通して中足骨基部まで固定する．

移植する中足骨は骨頭が第1中手骨基部となるように中枢末梢を反転させ，母指が対立となるポジションで大菱形骨と対向させ1.0 mm Kirsch-

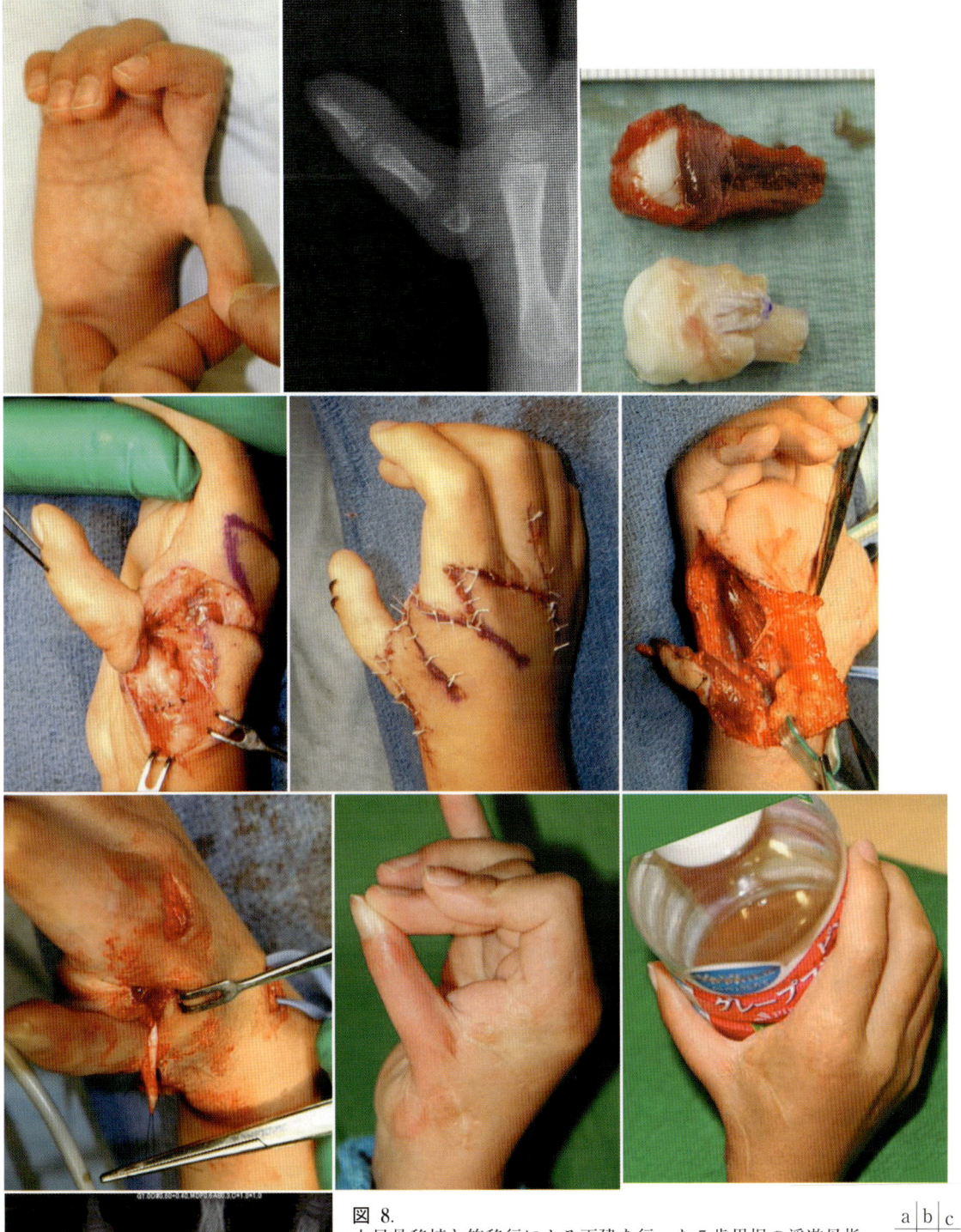

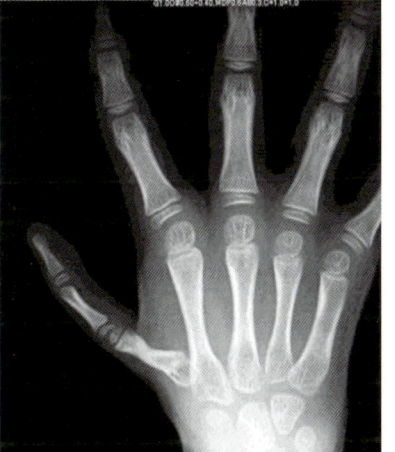

図8.
中足骨移植と筋移行による再建を行った5歳男児の浮遊母指
a：術前．母指は著しく不安定な状態である．
b：術前X線．第1中手骨は末梢1/4程度しか存在していない．
c：第1期手術．移植する第4中足骨とドナー部分を補填するための腸骨骨片
d：第1中手骨欠損部分に挿入．CM関節の再建のため中足骨頭を大菱形骨に対向させ，母指対立位で末梢骨片-移植骨片-大菱形骨を固定する．
e：第1期手術後の母指位のバランス
f, g：第2期手術．小指外転筋皮膚付き動脈弁を用いた対立再建，EIPによるEPL再建を行った．
h, i：術後4年の状態．母指の安定性・可動性とも良好で，指腹つまみも可能となり，再建母指は良く使われている．
j：術後4年のX線．移植骨片と末梢骨片間の骨癒合は良好で，骨端線は開存している．

a	b	c
d	e	f
g	h	i
j		

ner wire 2本で指尖より基節骨・中手骨末梢部分・移植骨・大菱形骨を貫いて固定するが，移植骨片と第1中手骨末梢との間は0.15～0.2 mm程度の surgical wire での締結を加え圧迫する．この際のポジション設定が重要で，掌側外転・回内位で移植骨頭の位置および CM 関節のアライメントを整える．CM 関節の安定性獲得のため，中足骨骨頭に付着させた関節包・靱帯を大菱形骨周囲の軟部組織に縫着する．Sliding flap の手背部 donor 部分の欠損に対しては，足関節内果からの全層植皮を行う．なお第4中足骨末梢部分には同側の腸骨から採取した apophysis 付きの骨片を移植して，趾の短縮を防ぐ[12]．

第1期手術から6～12か月後に，ADM 移行による対立再建，固有示指伸筋 (extensor indicis proprius；以下，EIP) 腱移行による伸展再建および腱移行による IP 関節の屈曲・伸展の再建を行う．多方向への母指のバランスをとることが望ましく，FPL，EPL はできるだけ再建する．EPL，EPB 腱および FPL 腱の確認を行い，再建の適応を検討する．Blauth ⅢB では伸筋腱屈筋腱とも MP 関節末梢中枢側では著しい低形成あるいは欠損となっていることが多いが，それより末梢では通常腱は存在する．この状態に応じて環指浅指屈筋腱 (flexor digitorium superficialis；以下，FDS) を用いた FPL 腱の再建，EIP を用いた EPL の再建などを施行する．FPL 腱の再建にあたっては，切除腱などを利用し靱帯性腱鞘をできるだけ再建する．腱移行後は手関節中枢の牽引で IP 関節の屈曲状態を確認する．浮遊母指では，FPL/EPL の末梢腱も存在しないことも多く，腱移行によるこれらの再建は難しい．

ADM 移行は前述した Blauth ⅡおよびⅢA に対する改良法に準じて行うが，母指球筋部の皮膚に余裕が少ない症例では，移行する ADM の掌側の皮膚を含めて移行する必要がある．母指が掌側外転回内の良好な対立位となるバランスで，それぞれの移行腱の緊張程度を調整して縫合する．

これまで50例に同手術を施行したが，二分脊椎の麻痺側から採骨した1例を除くと骨吸収はみられず，移植骨と第1中手骨末梢部の骨癒合は良好であった．浮遊母指の5例で移植骨片の骨折が生じたが，腸骨移植を追加することで骨癒合が得られた．本法は血管柄付きでないものの，多くの症例で移植骨片の骨端線は5年以上開存し長軸方向への成長が認められた．母指は対立位で安定し，母指と示・中指間での物体把持が可能になった．再建母指は健側より多少短くても機能上の問題は少ない．

本手術のコンセプトは，Blauth ⅢBやⅣをⅢA 程度の骨格に改善させてから二次的機能再建を行うことである．極めて小さな母指の温存は機能的に有用とは言えないため，母指のサイズが小指と同等以上を適応条件と考えている．また機能的には母指化術の方が優れる点が多いことを説明した上で，家族が母指の温存を強く希望する場合に本手術を施行した．Blauth ⅢB では機能面でも母指化術に匹敵する結果が得られた症例もあるが，腱移行によっても母指の掌側外転機能および IP 関節の屈伸は十分とは言えない．反対側の状態や残存する第1中手骨末梢の程度で適応を決めているが，実際には家族の希望が最も大きな要素である．手術時年齢は，移植骨片の骨端軟骨の viability を考慮すると2～5歳が望ましいが，年長児でも Blauth ⅢA であれば，適応可能と考えている．

4．示指の母指化術(図9)

第1中手骨がほとんど存在しない著しい浮遊母指では，母指を温存して許容できる機能を再建することは不可能で，母指完全欠損例と同様に示指の母指化術が唯一の治療となる．

母指化術の皮切には Buck-Gramcko[13]，Caroll[14]，Taghinia[15] など様々なデザインが考案されているが，最近の方法はより簡便化してきている．示指中指間掌側の血管は，中指側を分岐部末梢で結紮切離するが，指神経はできるだけ中枢まで鈍的に剥離して中指への神経も温存する．血管神経束および伸筋腱屈筋腱の剥離後，第2中手

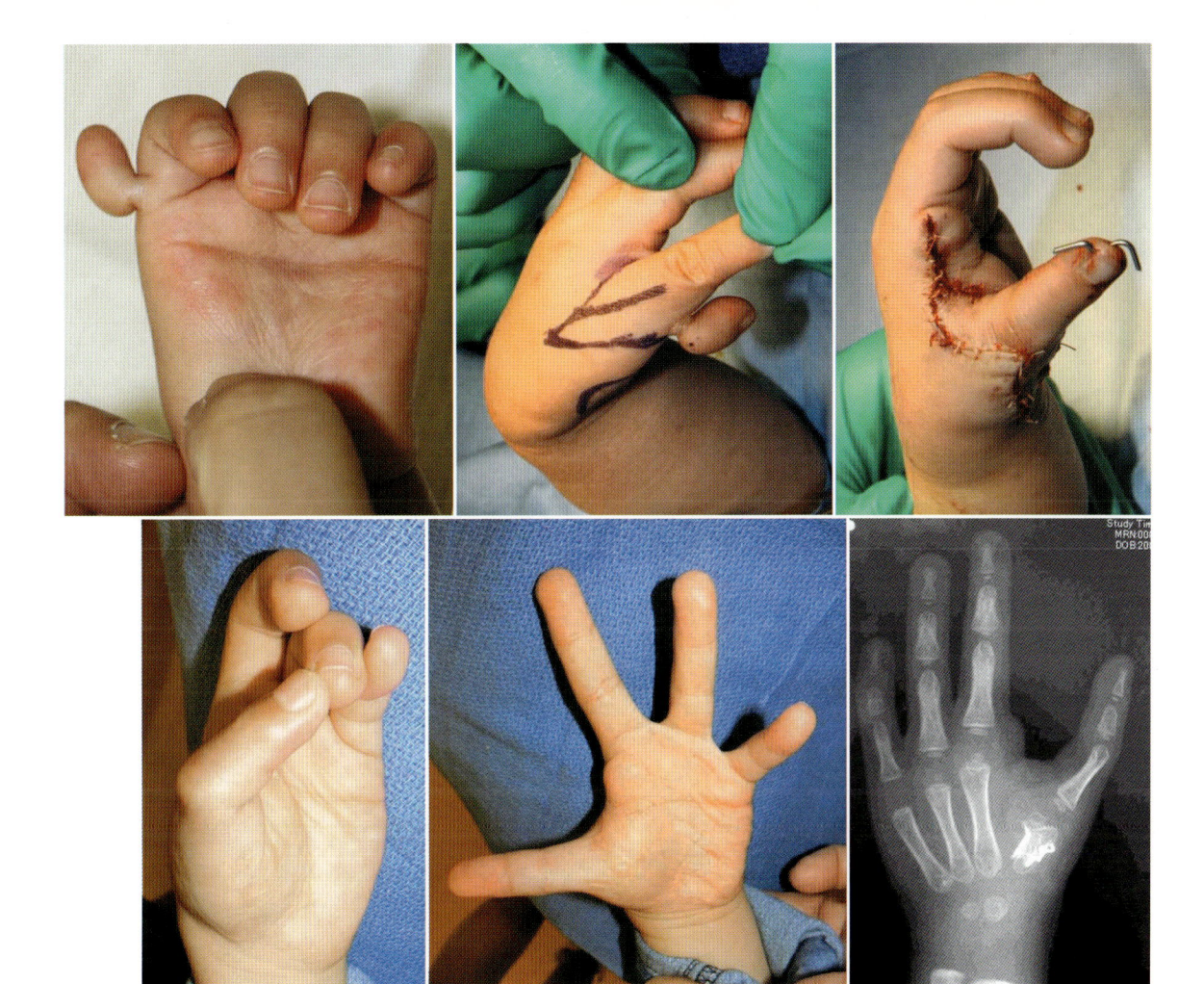

図 9. 示指の母指化術を行った 2 歳男児の浮遊母指
a：術前．母指は著しく低形成で第 1 中手骨は全く存在しない．
b：Buck-Gramcko のデザインを用いた．
c：母指化術後のバランス
d，e：術後 2 年の状態．"母指"のバランス・可動性・安定性ともに良好である．
f：術後 2 年の X 線．移行した示指中節骨がやや短いため，中手骨はある程度の長さを残しているが，"母指"全体の長さのバランスは良好である．

a	b	c
d	e	f

骨を短縮するが，中手骨の短縮量により皮膚は不足したり過剰になったりする．また移行する第 2 中手骨には末梢側に成長軟骨が存在するため，これが残ると中手骨が伸長し，母指化した示指が徐々に長くなる．そのため中手骨骨頭は骨端軟骨部で切離するが，成人の外傷例と同様に MP 関節を最大過伸展位で末梢骨片と基節骨間を仮固定し，母指対立位で適合性が良好となるように中枢骨片の骨切り面の角度を調整する．Kirschner wire の髄内固定のみでは，固定力が不足するため，0.15～0.2 mm 程度の surgical wire で中枢骨片と末梢の骨頭間の締結固定を追加する．

1 歳前後での手術を薦める論文もあるが，低年齢では十分な固定力は得がたいため，我々は 2 歳頃まで待機して施行している．移行示指の中手骨短縮により，屈筋腱伸筋腱ともに著しい弛みが生じるが，屈筋腱は特に処置を行わずとも徐々に適合し，IP 関節の屈曲は可能となってくる．伸筋腱は中手骨レベルで plication を行い，緊張を調整する．術後の外固定期間は 6 週間程度を標準としている．

前述したように，浮遊母指でも中足骨移植によ

り母指温存が可能な症例は多く，我々の施設を訪ねる家族のほとんどは母指温存を希望し，術後も母指が温存できたことによる家族の満足度は高い．しかし第1中手骨がほとんど存在しない重症例では，母指が著しく小さいという印象は否めず，このような症例では示指の母指化術の方が，違和感が少ないことも考慮すべきであろう．

なお重度の障害例では示指中指もPIP関節の拘縮が強く，これらは母指化術を行っても把持機能は十分とは言えないが，改善レベルの到達点を理解していただいた上で，示指の母指化術を適応している．

まとめ

母指形成不全症に対し，その治療体系の詳細を解説した．

1）母指MP関節が不安定なBlauth ⅡおよびⅢAでは，移行する小指外転筋腱を母指MP関節尺側遠位部の関節包および母指内転筋腱に縫合することで，MP関節安定性と良好な母指の掌側外転・回内機能が獲得できる．

2）Blauth Ⅱでは，短母指外転筋の筋腹が比較的保たれているものの，停止部が掌側に偏位していることが対立障害を引き起こしていることがある．このような症例では，短母指外転筋末梢腱をMP関節尺側に移行することで，対立機能再建が可能である．

3）Blauth ⅢBおよび比較的母指のサイズが保たれている浮遊母指では，第4中足骨移植と二次的腱移行術の組み合わせで，母指を温存することができる．移植骨の定着・成長は良好で安定した母指が再建され，機能的にも満足な結果が得られた．整容的にも患者の満足度は高く，本法は母指化術と並ぶ選択肢となり得る．

4）重度の浮遊母指および母指完全欠損では，示指の母指化術が唯一の機能再建法であるが，作製する母指のポジショニングだけでなく，小児では移行する第2中手骨の骨端軟骨の処理に注意を要する．

文献

1) Manske, P. R., et al. : Reconstruction of the congenitally deficient thumb. Hand Clin. **8** : 177-196, 1992.
2) Blauth, W. : Der hypoplastische Daumen. Arch Orthop Unfall Chir. **62** : 225-246, 1967.
3) Huber, E. : Hilfsoperation bei medianuslahmung. Dysch Z Chir. **162** : 271-275, 1921.
4) Littler, J. W., et al. : Opposition of the thumb and its restoration by abductor digiti quinti transfer. J Bone Joint Surg (Am). **45** : 1389-1396, 1963.
5) Ogino, T., et al. : Abductor digiti minimi opponensplasty in hypoplastic thumb. J Hand Surg. **11B** : 372-377, 1986.
6) Manske, P. R., et al. : Abductor digiti minimi opponensplasty in congenital radial dysplasia. J Hand Surg. **3** : 552-559, 1978.
7) 高山真一郎ほか：MP関節動揺性を伴う母指形成不全症に対する小指外転筋移行術の工夫．日手会誌．**17** : 494-497, 2001.
8) Takayama, S., et al. : Modified abductor digiti minimi opponensplasty in congenital hypoplastic thumb with laxity of metacarpophalangeal joint. Tech Hand Up Extrem Surg. **6** : 166-170, 2002.
9) 高山真一郎ほか：母指形成不全 特集：小児の上肢先天異常―その診断・治療．整形・災害外科．**51** : 167-176, 2008.
10) Tupper, J. W. : Pollex abductus due to congenital malposition of the flexor pollicis longus. J Bone Joint Surg. **51A** : 1285-1290, 1969.
11) 矢部 裕ほか：Floating thumbに対する機能再建術．整形外科．**24** : 1207-1212, 1973.
12) Tsujino, A., et al. : Reconstruction of floating thumb by transplanting the forth metatarsal. J Bone Joint Surg. **76B** : 551-554, 1994.
13) Buck-Gramcko, D. : Pollicization of the index finger. J Bone Joint Surg. **53A** : 1605-1617, 1971.
14) Caroll, R. E. : Pollicization. Operative Hand Surgery, 2nd ed. Green, D. P., ed., 2263-2280, Churchhill Livingstone, Edinburgh, New York, 1988.
15) Taghinia, A. H., Upton, J. : Index finger pollicization. J Hand Surg. **36A** : 333-339, 2011.

新刊書籍

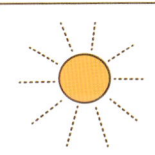

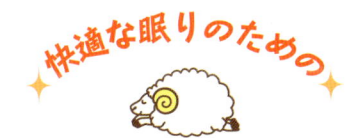

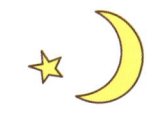

快適な眠りのための
睡眠習慣 セルフチェックノート

林 光緒
広島大学大学院総合科学研究科 教授
宮崎総一郎
日本睡眠教育機構 理事長
松浦倫子
エス アンド エー アソシエーツ

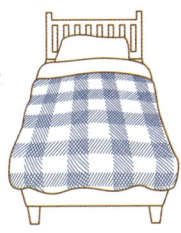

2015年4月発行
A5判　184頁
定価 1,944円
（本体価格 1,800円＋税）

**医学的な睡眠の基礎知識、快眠のヒントが満載！
チェック項目に答えて、自分の眠りを見直す！
睡眠に悩む人へのアドバイスにも活用できる！**

主な項目
第1部　健やかな眠りのために
睡眠の役割
睡眠は脳を創り、育てる
睡眠の構造と機能
睡眠と記憶、学力
睡眠のメカニズム
よい眠りのために―睡眠衛生
睡眠の評価と改善ツール

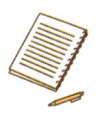

第2部　よく眠れていますか？
寝る時刻は決まっていますか？
昼寝をしていますか？
いつ夕食を食べていますか？
いつお風呂に入っていますか？
ふだん運動をしていますか？
夜、お茶やコーヒーを飲んでいますか？
夜、タバコを吸いますか？
眠れないとき、お酒を飲みますか？
寝る前に水を飲んでいますか？
寝る前にテレビやパソコン、携帯電話を使っていますか？
寝ることでストレスが解消できていますか？　ほか

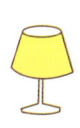

第3部　寝苦しい夜を快適に過ごすために
部屋の照明
カーテン
枕・寝具・リネン類
寝間着
寝室の空気環境
夏の高温対策
冬の低温対策
騒音
就床時の音楽
香り　ほか

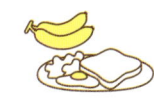

第4部　朝、快適に目覚めるために
平日の起床時刻は決まっていますか？
休日の起床時刻は？
自分で起きていますか？
朝日を浴びていますか？
朝食をとっていますか？
朝、カフェイン飲料を飲んでいますか？
朝、人と会話していますか？
朝、音楽を聴いていますか？
朝、お風呂に入りますか？
朝、運動をしていますか？　ほか

columun
「夕方以降にソファーなどで仮眠をとっています」
「悩みごとが頭から離れず眠れません」
「寝る前まで、昼光色の蛍光灯の下で過ごしています」
「休日は、平日より2時間以上も起きるのが遅くなります」　ほか

全日本病院出版会
〒113-0033　東京都文京区本郷 3-16-4
http://www.zenniti.com
Tel:03-5689-5989
Fax:03-5689-8030
お求めはお近くの書店または弊社ホームページまで！

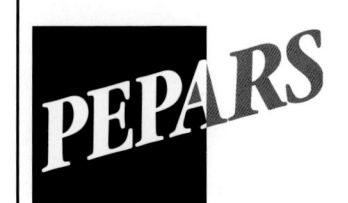

◆特集/手足の先天異常はこう治療する

裂手症

福本　恵三*

Key Words：裂手症(cleft hand)，裂閉鎖(cleft closure)，第1指間(first web)，指列移行(ray transfer)，指交叉(scissoring)

Abstract　裂手症は中央指列に欠損をみる疾患で，指列の欠損数によって1指列欠損，2指列欠損，3指列欠損，4指列欠損と細分類される．多指列欠損では機能障害がみられるが，1指列欠損の機能は概ね良好である．第1指間の正常なManske type Ⅰ，軽度の狭小をみる type ⅡAでは指間形成を三角皮弁で行う裂閉鎖法を行う．第1指間の高度の狭小をみる Manske type ⅡBでは，裂閉鎖とともに第1指間を拡大する手術を Upton 法に準じた方法で行う．母示指合指がみられる type Ⅲでは，Upton 法に加え合指分離部に遊離植皮を行うが，二期的な修正を必要とすることが多い．裂手症手術は整容的な改善が主目的であることが多いので，醜い手術瘢痕を作り整容を損なわないよう注意する．

はじめに

　裂手症は中央指列に欠損をみる疾患で，あたかも手が裂けているような外観から裂手と命名された．指列欠損だけでなく合指，多指，斜指，横走骨など多彩な表現形を有する．片側または両側にみられ，しばしば裂足を合併する．裂手症のおよそ70%に遺伝子の異常が認められる．裂手を呈する症候群には split hand/split foot malformation, ectrodactyly, ectodermal dysplasia, cleft lip/palate syndrome, Focal dermal hypoplasia などがあり，主に常染色体優性の遺伝形式を持つ．

　同じく中央列の欠損を呈する疾患に合短指症(横軸形成障害)があり，以前はこれらの一部を atypical cleft hand と呼んでいたが，現在では裂手症とは異なるカテゴリーの疾患であることが認識されている．合短指症は片側罹患で家族歴はない．

分　類

　裂手症は International Federation of Societies for Surgery of the Hand (IFSSH) 分類では longitudinal central deficiency に分類されている．臨床的な観察から骨性合指，中央列多指との関連が指摘され，Ogino[1]は動物実験でその関連性を証明した．そのため日本手外科学会手の先天異常分類マニュアル(IFSSH 修飾分類)[2]では皮膚性合指，骨性合指，中央列多指とともに指列誘導障害に分類され，指列の欠損数によって1指列欠損，2指列欠損，3指列欠損，4指列欠損と細分類される．Manske 分類[3]は第1指間の形態によって type Ⅰ の normal first web space，type ⅡA の mildly narrowed first web space，type ⅡB の severely narrowed first web space，type Ⅲ の syndactylized thumb and index rays and first web space，type Ⅳ の merged first web space and cleft, index ray suppressed，type Ⅴ の absent web, thumb suppressed, ulnar ray present まで5型に分類している．第1指間形態は母示指でのつまみ機能に関連するため，Manske 分類は術式選択の

* Keizo FUKUMOTO，〒355-0072　東松山市石橋1721　埼玉成恵会病院・埼玉手外科研究所，所長

基準として用いられる．

裂手症手術に対する私の基本的な考え方

Adriab Flatt は未治療の裂手について"functional triumphs and aesthetic disaster"と述べた[4]．つまり裂手は外観が整容的に大きな問題であるが，機能は良好なことが多いということである．我々が裂手症患者の手の機能を調査したところ，1 指列欠損の裂手症の手の機能は一般に良好であり，simple test for evaluating hand function (STEF)，functional dexterity test(FDT) などの客観的評価，DASH，Hand 10 などの主観的評価ともに正常手と変わらない成績であった．しかし，指列欠損が増加するにつれて機能は低下し，特に握力，ピンチ力の低下が著しかった．第 1 指間の高度狭小，母示指合指を呈する Manske type ⅡB，Ⅲでは母示指でのつまみ機能は低下する．そのため裂閉鎖とともに第 1 指間を拡大する術式が用いられ，機能の改善を目的とする術式と考えられている．1 指列欠損で第 1 指間が狭い症例を観察すると母示指でのピンチは行わず，母指と環指でピンチしていることが多い．しかし，母指と環指でピンチしていても STEF，FDT など手の総合的な機能評価では良好な成績であった．母指と示指でピンチしないことは箸を正しく持てないのと同じように，かなり高度なレベルの機能であり，整容の問題といっても良いのではないだろうか．また，機能低下のみられる多指列欠損に対して，機能を改善する術式はほとんど存在しないことから，私は裂手症に対する手術の主たる目的は整容的な改善であると考えている．

手術時期

手術は基本的に 1 歳前後に行っている．マイクロサージャリーの発展や手術器具の改良によって繊細な手術が可能になったこと，infant fat の積極的な切除などでより早期の手術が可能となった．しかしあまり早期に手術を行うと，骨関節の状態が把握できないこと，医師と両親の間に信頼関係ができるにはある程度の時間が必要なことからも 1 歳前後が適当と考えている．1 歳前後の幼児は 2 歳以後に比べ，あまり暴れず治療しやすいこと，精神的ストレスを与えないことなども 1 歳前後に手術を行う利点である[5]．

実際の術式

1．裂閉鎖

第 1 指間の狭小を伴わないか軽度の Manske type Ⅰ，ⅡA では整容的な改善を目的に裂の閉鎖を行う．裂閉鎖は裂部の皮膚を切除し，示指と環指を引き寄せて，適切な高さと形態の指間を形成することで行われる．指間形成には Barsky のダイヤモンド型皮弁[6]や矩形皮弁を用いる方法が広く行われている．これらの方法は皮弁のデザインは容易であるが，指間を横切る 2 本の縫合線のため自然な dorsal slope が形成されないなどの欠点がある．筆者は 2 つの三角皮弁を用いて形成し，自然な dorsal slope の形成と手背の瘢痕を目立たなくすることを主眼としている[7][8]．新しい指間の高さは他の指間を参考にして palmar web の位置を指基部の掌側面にとり，片方の指に掌側から背側にかけて横の切開線をデザインする．反対の指には掌側から背側にかけて三角皮弁をデザインする．この三角皮弁で palmar web の掌側が形成される．背側には，掌側に皮弁を作成したのと反対の指に三角皮弁をデザインする．Dorsal slope はこの三角皮弁と，それに合わせてトリミングされた反対の指の皮膚で形成される．掌側は zig-zag，背側は直線または弧状の縫合線となるよう皮切線をデザインするが，これらははじめから決定しなくてよい．Palmar web の位置に相当する切開線と，掌側の三角皮弁を決定し，その他は縫合時にトリミングしながら自然な dorsal slope を形成していくのがコツである(図 1，2)．

2．深横中手骨靱帯の再建による中手骨の引き寄せ

深横中手骨靱帯の再建には A-1 腱鞘を用いることが多い．A-1 腱鞘を中枢端から約 5 mm の長

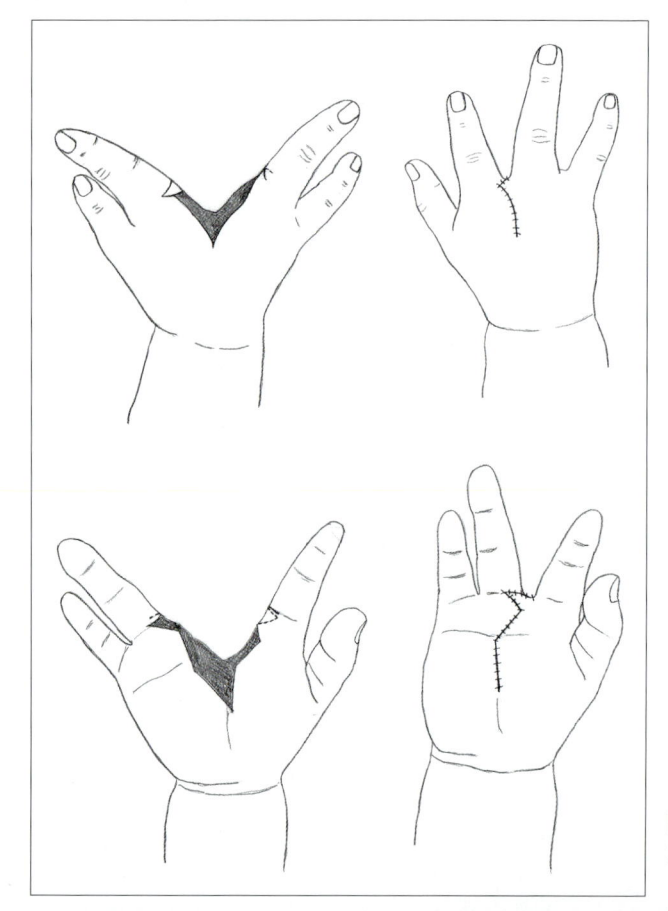

図 1.
三角皮弁による裂閉鎖法（文献 8 より引用）

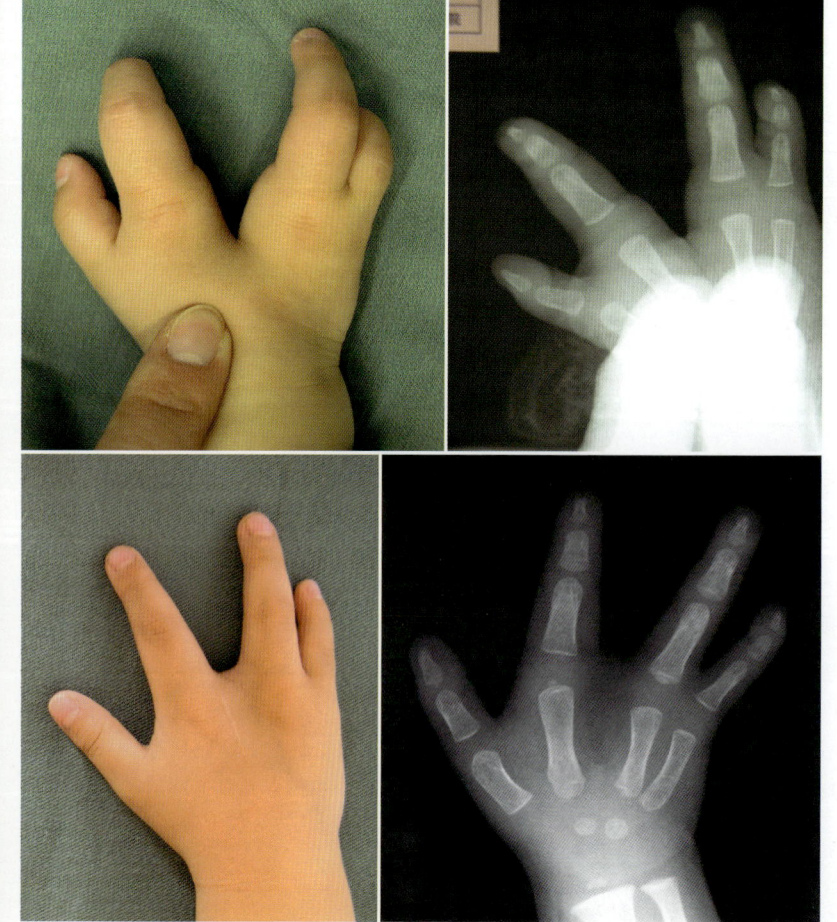

図 2.
a：Manske type Ⅰ，1 指列欠損
b：第 3 中手骨は欠損している．
c：術後 6 年．自然な指間が形成され，手背の瘢痕も目立たない．指列移行，深横中手靱帯の再建は行っていないが，手のバランスは良い．
d：第 2，4 中手骨間は広い．

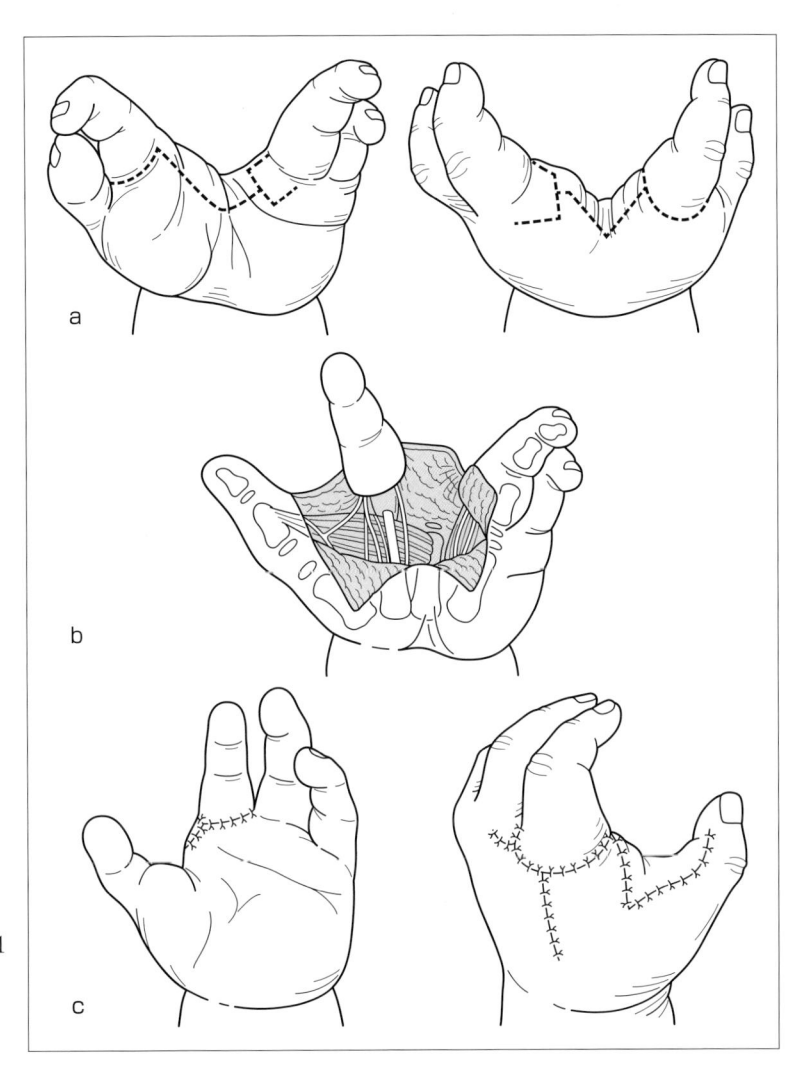

図 3.
Upton 法による裂閉鎖と第 1 指間形成
(文献 10 より引用改変)

さでコの字型に切離し，隣接指から互いに反転して 5-0 ナイロン糸でマットレス縫合を行う．この時注意しなければならないのは引き寄せに伴って中手骨が回旋するために起こる術後の指交叉である．引き寄せたあと指を屈曲させて，指交叉がないことを確認しなければならない．私は現在この操作を通常は行っていない．その理由は指交叉を起こしやすいこと，皮膚成分での裂閉鎖で十分であり，4 本指の手のバランスを考えると閉鎖した中手骨間はやや広くて良いと考えているためである．

3．Manske type ⅡB，Ⅲの，第 1 指間高度狭小，母示指合指に対する裂閉鎖と同時に第 1 指間形成を行う術式

代表的な方法には Snow-Littler 法[9]，Upton 法[10]がある．Snow-Littler 法は背側に瘢痕を作ることが少なく整容的に優れた方法であるが，長い random pattern flap となるため皮弁先端の血行が不安定なことが欠点である．Rider ら[11]は 13 例中 4 例で皮弁先端の部分壊死を認めたと報告している．Upton 法は特別な皮弁のデザインは必要としない．示指基部に切開を加え，第 2 中手骨上の皮膚を掌背側とも剥離する．示指列が皮下をスライドして移行し，裂閉鎖を行うと同時に，元の位置に残された皮膚が第 1 指間を拡大する(図 3)．Snow-Littler 法と比べ皮弁血行は安定しており，私は現在 Upton 法の皮弁デザインを用いている．

はじめに手掌指節間皮線部に一致して中環指間を設定する．裂閉鎖部の指間形成のデザインは前述した三角皮弁を用いる．手掌指節間皮線に一致したレベルで示指基部全周に皮切線をデザインす

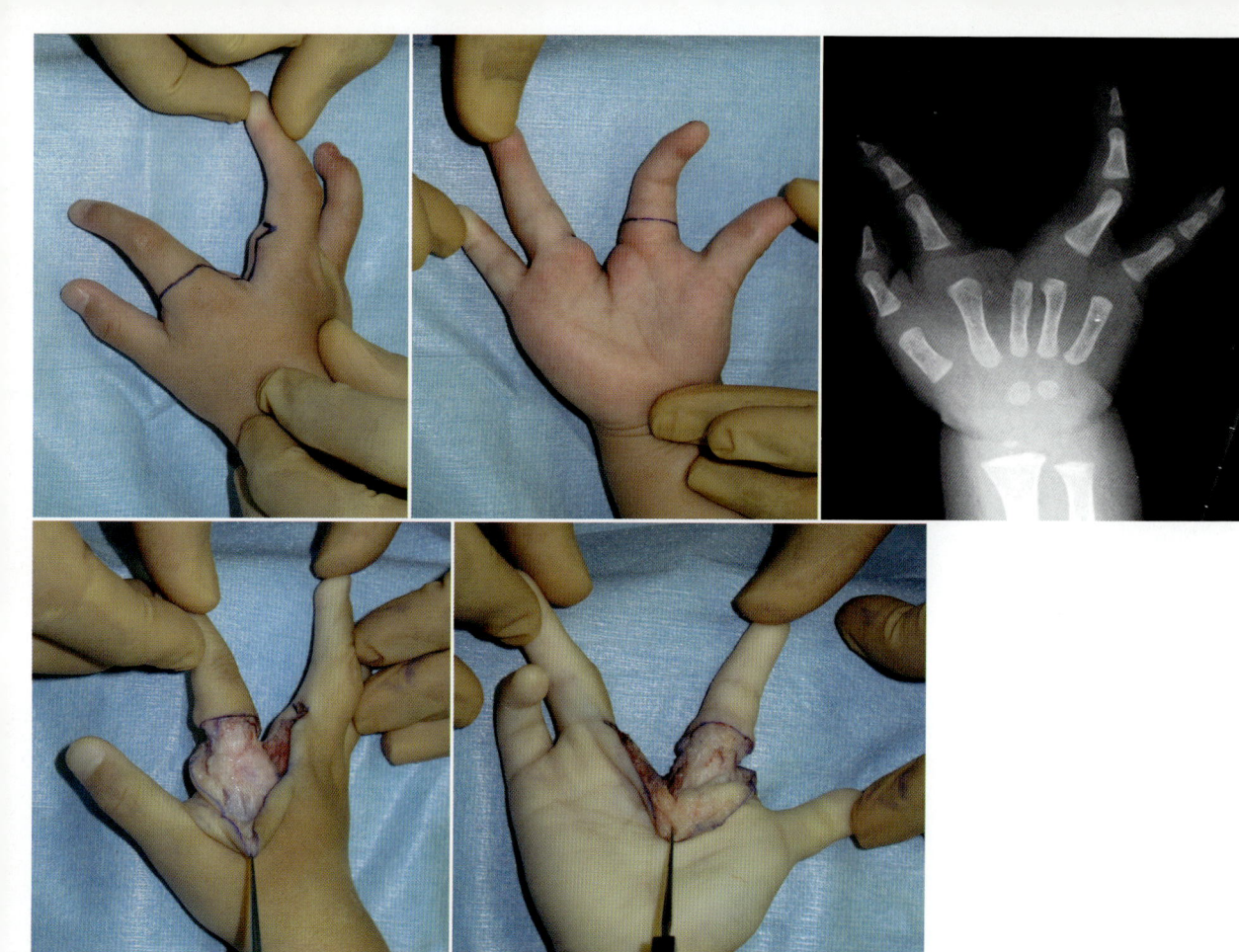

図 4-a～e.
a, b：Manske type ⅡB．Upton 法に三角弁による裂閉鎖法を併用したデザイン
c：第3中手骨が存在するが，環指 MP 関節は共有しない．
d, e：示指の掌背側に切開を加え基節基部から中手骨上にかけて皮下を広く剥離して，神経血管束，第2中手骨，第1背側骨間筋，母指内転筋などを展開する．

る．裂閉鎖部は，手背側は直線または弧状，掌側は皮線に直交しないよう zig-zag の縫合線となるようデザインする．これも裂閉鎖後に改めてデザインし直すと良い．示指の掌背側に切開を加え基節基部から中手骨上にかけて皮膚を剥離する．この時背側では皮静脈を温存する．必要なら母指に向けて皮切を延長し，皮下を広く剥離することで神経血管束，第2中手骨，第1背側骨間筋，母指内転筋などを展開する．示指列を尺側へ移動し裂を閉鎖すると，第2中手骨上の皮弁が元の位置に取り残され，第1指間を拡大する（図4）．第1背側骨間筋が示指列の尺側への移動の障害となる場合がある．その場合には第1背側骨間筋の第1中手骨から起始している部分を切離する．第1背側骨間筋の処置を行わず，筋の緊張が高いと，示指はMP関節で橈屈し，伸展拘縮をきたすので注意する[9]．

Snow-Littler 法，Upton 法の原法では示指の指列移行を行うが，私は第2中手骨の橈屈変形や，示指の回旋変形などがあり必要と判断した時にのみ行っている．良好な把持機能と形態を得るためには，第1指間に十分な皮膚が補われ，第2中手骨

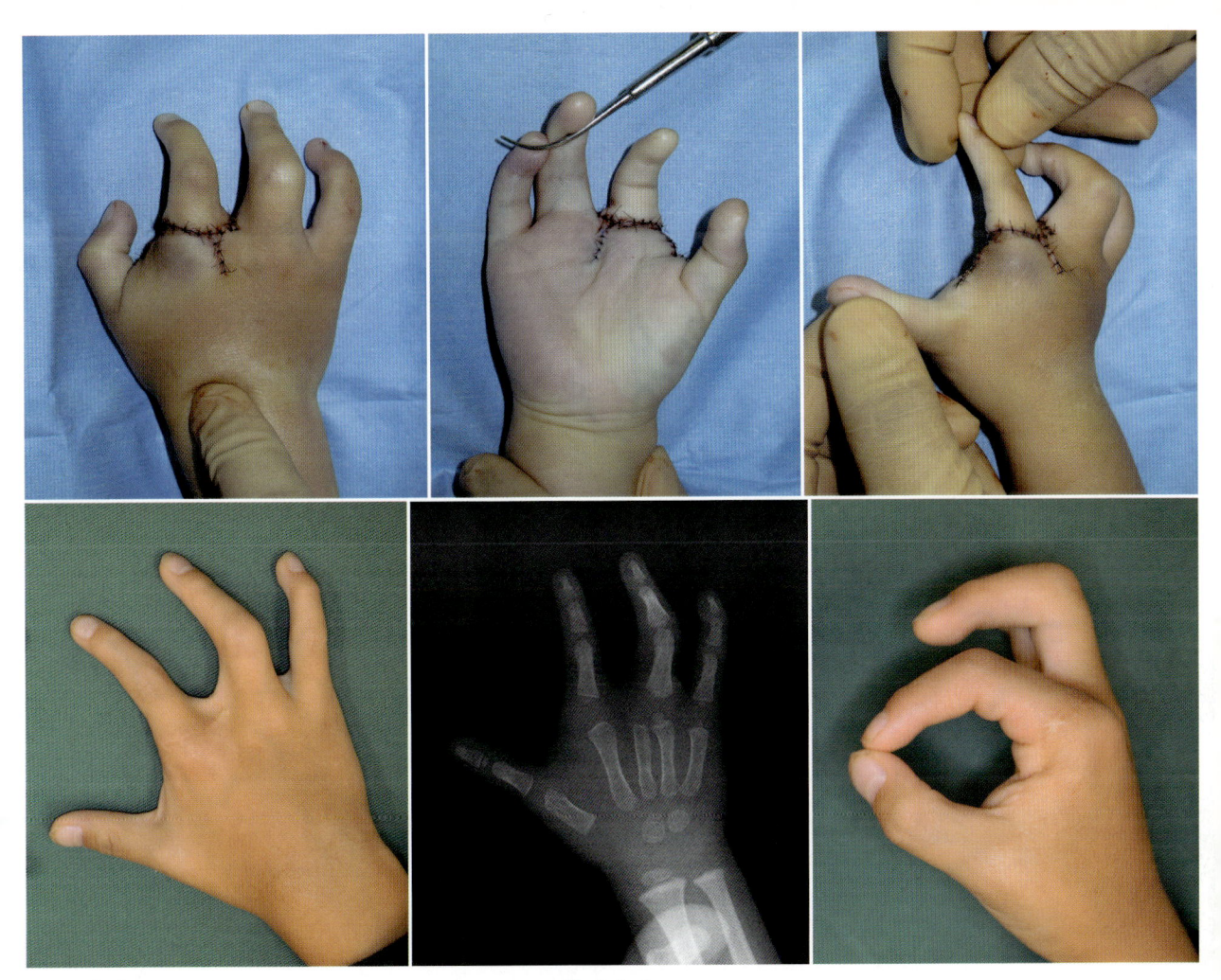

図 4-f〜k.
f〜h：示指列を尺側へ移動し裂を閉鎖すると，第2中手骨上の皮弁が元の位置に取り残され，第1指間が拡大する.
i〜k：術後3年．第1指間は十分に拡大され，裂閉鎖部の指間形態も良好．環指に屈指がみられる.

が第1中手骨に対して正常に近い位置にあれば良く，本来中指の位置である第3中手骨上まで移行する必要はない．4本指の手としてのバランスを考えると，指列移行することで第1指間が過大に広くなること，逆に手掌の幅は狭くなることは整容的にも不利益となる可能性があると考えている.

指列移行を併用する場合，注意すべきことは中手骨基部を移行しても末梢は橈側に取り残され，結果的に第1指間の十分な拡大が得られないことである．これは皮膚の補填が不十分であったり，第1背側骨間筋の処置が行われない場合にみられ

る．第1指間の縫合線はweb上に直線状となるため，必要があればZ形成術を追加する.

Manske type III（母指合指例）ではUpton法のデザインに母示指合指部に掌背側zig-zag皮切を追加する．指尖部までの完全合指ではBuck-Gramckoの三角弁[12]を用いて側爪郭を再建する．母指，示指に生じる皮膚欠損には脛骨内果下部からの全層植皮を行う.

Manske type IIIでは初回手術で十分な第1指間を形成することができず，追加手術を要する場合が多い[8].

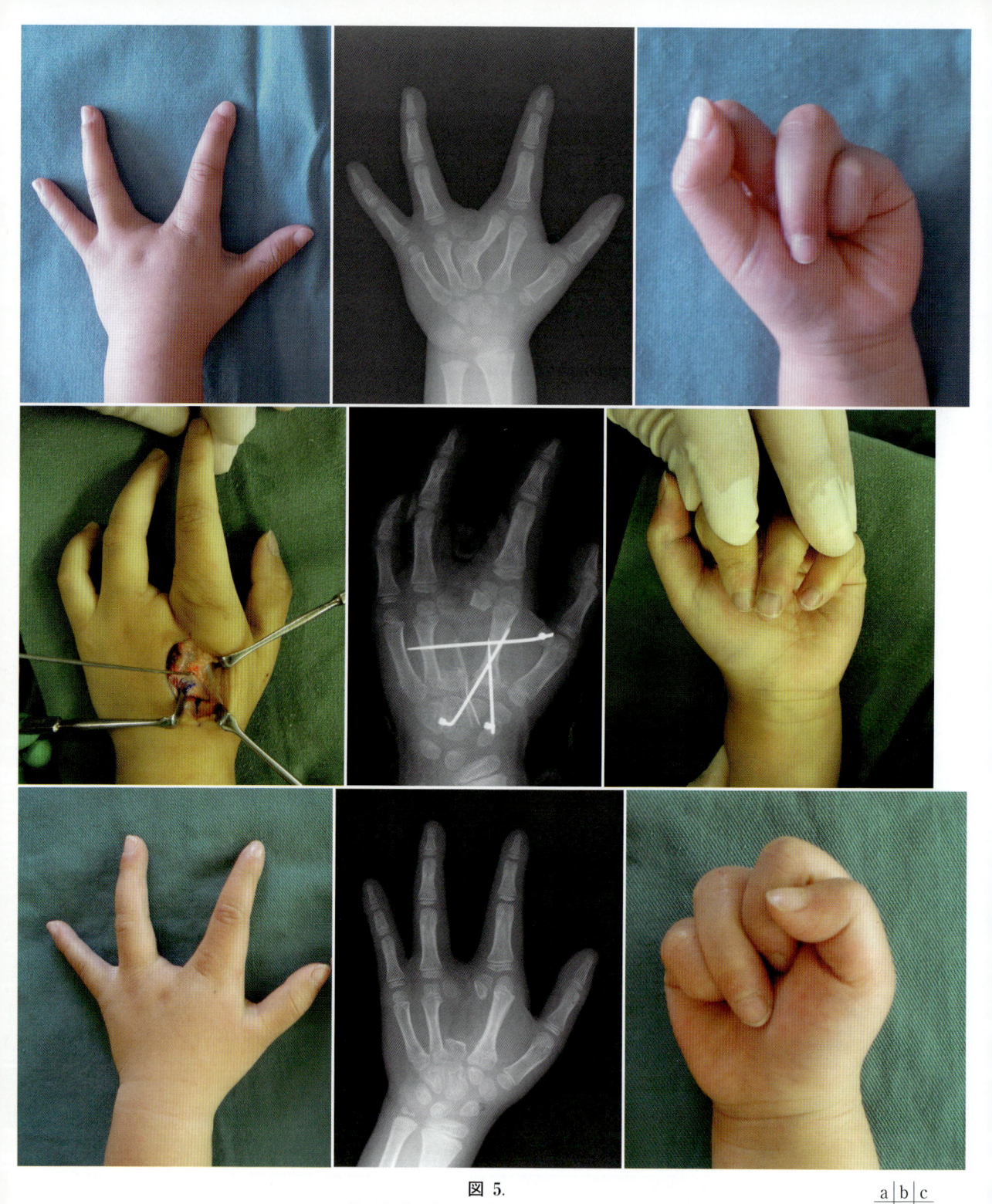

図 5.
a～c：Manske type Ⅰ，1 指列欠損．第 3 中手骨は Y 型．示指環指間の開大，指交叉をみる．
d～f：MP 関節を共有する中手骨頭を残して第 3 中手骨を切除し，第 2 中手骨を回旋矯正骨切り．指屈曲位で指交叉のないことを確認
g～i：術後 1 年．示指環指間の開大は縮小し，指交叉もない．

a	b	c
d	e	f
g	h	i

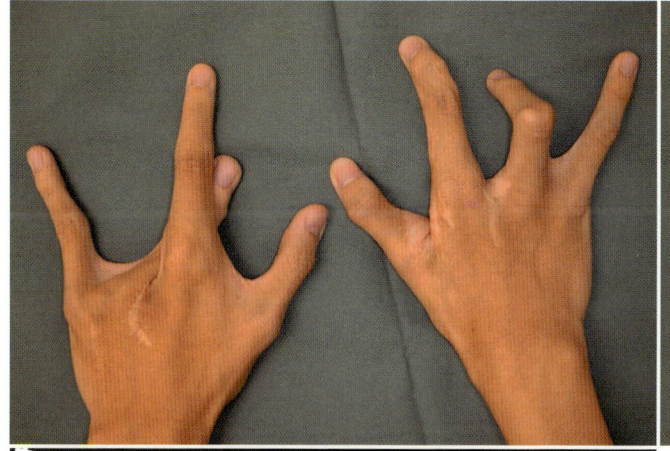

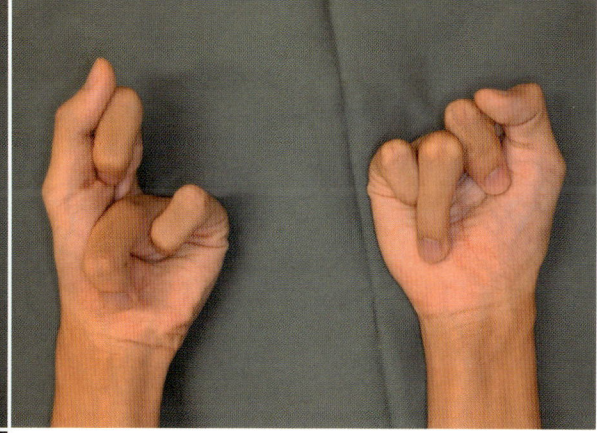

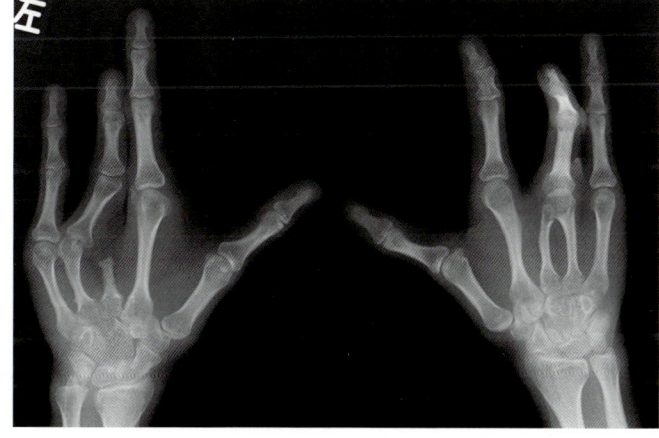

図 6.
a，b：右 Manske type Ⅲ，左 Manske type ⅡA．1 指列欠損．他施設での術後例．左環指 MP 関節の橈屈変形と著明な指交叉をみる．手背の瘢痕も目立つ．
c：X 線所見．左手第 3 中手骨骨頭切除と環指 MP 関節橈屈をみる．

4．横走骨，MP 関節偏位に対する処置

中手骨あるいは基節骨が横向きに存在して，裂の拡大や MP 関節偏位，指交叉の原因となることがあり，これらの骨を横走骨と呼ぶ．横走骨は変形の原因となる場合には切除するが，関節構成要素となっている場合には，全切除すると関節の不安定性や偏位につながるので，関節部は残しておく(図5)．

MP 関節の尺屈偏位は，第 3 中手骨が第 4 中手骨より大きく，かつ基節骨が太く第 3，4 中手骨上にまたがって MP 関節を共有する場合にもみられる．このタイプでは第 3 中手骨頭を切除すると橈側の支えがなくなるため MP 関節は橈屈し，指交叉をきたす(図6)．本来は機能良好な 1 指列欠損であるのに，不適切な治療は大きな機能障害を作るので，注意しなければならない．骨端線が残っている時期に第 3 中手骨頭を残して骨幹部を切除すると，尺屈が矯正され良好なアライメントが得られた症例があった．基節骨形態に大きな変形がある場合には，MP 関節は橈屈あるいは尺屈する．このタイプでは矯正骨切りや基節骨部分切除を行うが，良いアライメントを得ることは困難である．

5．環指の屈指に対する処置

環指 PIP 関節の屈曲，回旋変形は骨間筋，浅指屈筋など軟部組織が主たる原因である[13]．高度の屈曲拘縮が見られる場合には，装具療法などによる保存的治療を行って，改善ない場合には浅指屈筋腱の切離，手綱靱帯の切離など，側索の処置等を行っているが，屈指症の治療と同じく良好な成績は期待できない．

おわりに

裂手症に対する私の基本的な考え方と実際に行っている術式について述べた．裂手症に限らず，手の先天異常の手術を受けた患者を長期に観察すると，その不満の多くは整容面であって機能面ではないことが知られている[14)15)]．特に裂手症手術は整容的な改善が主目的であるので，手術による

醜い瘢痕を作って整容を損なってはならない．また，不適切な手術を行って機能を障害してはならない．

参考文献

1) Ogino, T. : Teratologic relationship between polydactyly, syndactyly and cleft hand. J Hand Surg. 15 : 201-209, 1990.
   Summary　裂手症，中央列多合指症，合指症が同じカテゴリーの疾患であることを動物実験で証明した．

2) 日本手の外科学会 1999 年度先天異常委員会：手の先天異常分類法マニュアルの改正について．日手会誌．17：352-365，2000．

3) Manske, P. R., Halikis, M. N. : Surgical classification of central deficiency according to the thumb web. J Hand Surg. 20A : 687-697, 1995.
   Summary　第 1 指間の形態によって裂手症を分類した．

4) Flatt, A. : The care of congenital hand anomalies. 2nd ed. Quality Medical Publishing INC, St. Louis, Missouri, 1994.

5) 福本恵三：手先天異常治療の進歩．四肢の形成外科　最近の進歩（第 2 版）．児島忠雄編著．55-74，克誠堂出版，2005．

6) Barsky, J. : Cleft hand : Classification, indication, incidence, and treatment. J Bone Joint Surg. 46A : 1707-1720, 1964.

7) 福本恵三，内田崇之，宮脇剛司ほか：Dorsal slope の形成を考慮した裂手症の裂閉鎖法．日手会誌．14：843-846，1998．

   Summary　三角弁により指間を形成する整容的な裂閉鎖法．

8) 福本恵三，児島忠雄，平瀬雄一：【手足先天異常症の治療】裂手症の手術的治療．形成外科．51：51-59，2008．

9) Snow, J. W., Littler, J. W. : Surgical treatment of the cleft hand. In Transactions of the forth international congress of plastic and reconstructive surgery. International congress series No. 174, 888-893, Excerpta Medica, Amsterdam, 1967.
   Summary　裂閉鎖とともに裂隙部からの皮弁を用いて第 1 指間を形成する Snow-Littler 法．

10) Upton, J. : Simplicity and treatment of the typical cleft hand. Handchir Mikrochir Plast Chir. 36 : 152-160, 2004.
    Summary　単純な皮弁を用いて裂閉鎖とともに第 1 指間を形成する Upton 法．

11) Rider, M. A., Grindel, S. I., Tonkin, M. A., et al. : An experience of the Snow-Littler procedure. J Hand Surg. 25B : 376-381, 2000.

12) Buck-Gramcko, D. : Progress in the treatment of congenital malformations of the hand. World J Surg. 14 : 715-724, 1990.

13) 荻野利彦，加藤博之，高原政利：裂手症と随伴変形に対する治療法の検討．日手会誌．9：129-131，1992．

14) 渡　捷一ほか：母指多指症―術後長期経過例の検討―．日手会誌．20：509-515，2003．

15) 川端秀彦ほか：手に先天異常を有する児童及びその家族の心理社会的側面の推移．日手会誌．12：750-754，1996．

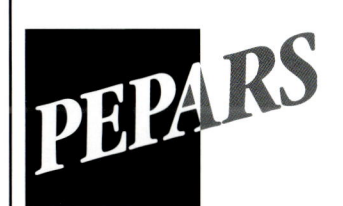

◆特集/手足の先天異常はこう治療する

三指節母指・握り母指・屈指症・斜指症

堀井恵美子[*1] 洪 淑貴[*2]

Key Words：手先天異常(congenital hand anomaly)，三指節母指(triphalangeal thumb)，握り母指(congenital clasped thumb)，屈指症(camptodactyly)，斜指症(clinodactyly)

Abstract 三指節母指および握り母指は，乳幼児の母指の変形で，握り動作の獲得のためには早期に治療の開始が必要である．それぞれ，単純な変形を呈する場合と，他の異常の合併症状で出現する場合がある．三指節母指は，変形が高度の場合は1～2歳頃までには手術治療が必要である．一方，握り母指症は，多くは早期の装具療法により改善する．症候性の握り母指症は，早期手術が必要であるが，術後も長期の装具療法の継続が必須である．

屈指症・斜指症は小指に比較的多くみられる異常である．いずれも，主に整容面を主訴とする疾患である．屈指症の生ずる原因はいろいろであり，個々の症例ごとに対応が必要であるが，まずはスプリント治療で改善が望める可能性が高いので推奨される．斜指症では，高度変形のある場合は，1～2歳頃に矯正骨切り術，あるいは，骨端核の部分切除により矯正を行う．

三指節母指

1．病態

母指に中節が存在するために，母指が細長く，側屈変形の生ずる異常である(図1)．両側罹患のことが多い．母指のみに異常のある対立可能な三指節母指と，母指形成不全・指列誘導障害などの部分症として出現する対立不能な三指節母指とがある(図2)．

三指節の形態として，図3に示したように，独立した小さな骨化の存在する型(type 1)と，骨化した中節が末節骨の骨端核と癒合して見える型(type 2)と，独立した中節の存在する型(type 3)とに分類される[1])．

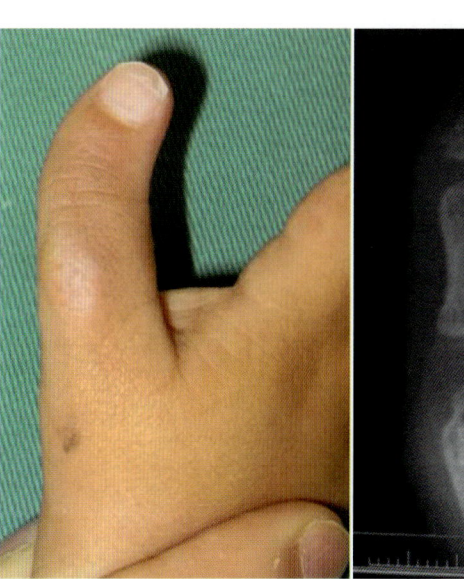

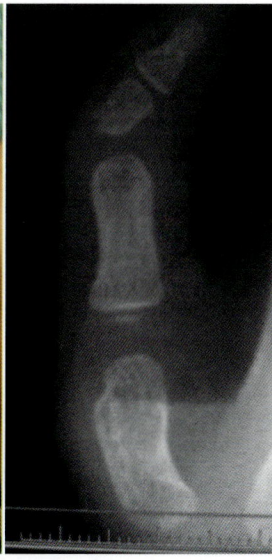

図1．対立可能な三指節母指
母指はやや細くIP関節で軽度尺屈することが多い．この症例はtype 2三指節．骨端核と中節骨が癒合して大きくなっている．

[*1] Emiko HORII, 〒453-8511 名古屋市中村区道下町3丁目35番地 名古屋第一赤十字病院手外科，部長
[*2] Shukuki KOH, 同病院リハビリテーション科，部長

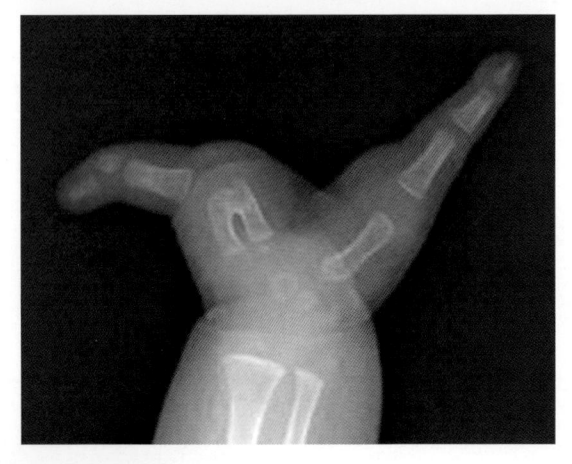

図 2.
裂手症に合併した三指節母指
示・中・環指は欠損し，母指は橈屈し，関節も不安定である．Type 1 三指節母指である．

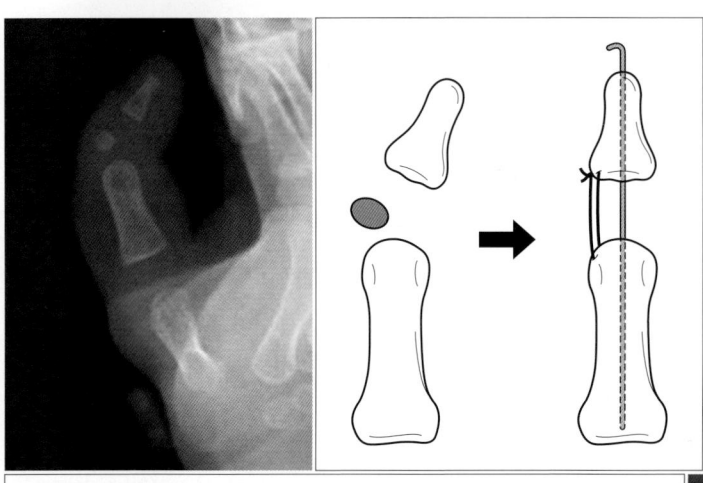

図 3. 三指節母指の 3 型
a：Type 1 では，独立した中節の小さな骨化が存在する．橈側皮切で展開しこれを切除し，側副靱帯を縫合して，IP 関節を一時固定する．
b：Type 2 では，中節と末節骨の骨端核が癒合したような形態を呈する．中節にあたる部分を切除する場合と，骨切り術を行う場合がある．楔状に骨端核を骨切りし，K-wire で固定する．
c：Type 3 では，独立した中節が存在する．どの関節が良好な安定性と可動域を得られるか評価して短縮骨切り・関節固定など手術方法を決定する．

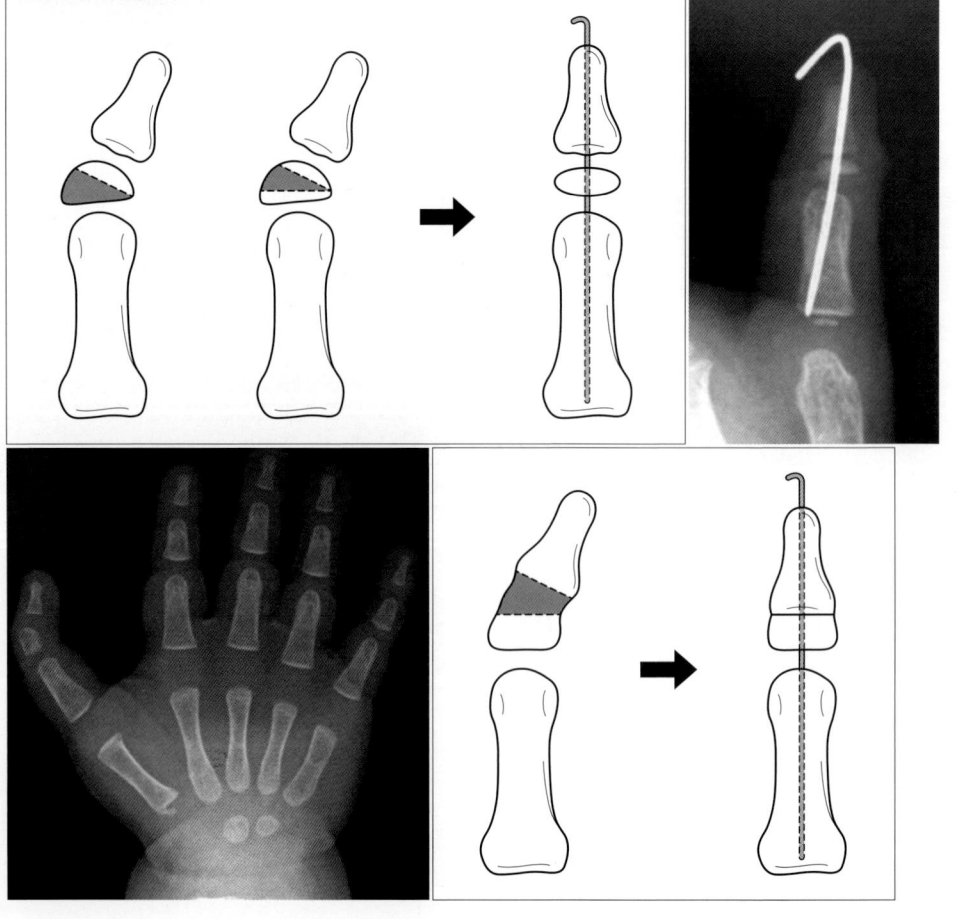

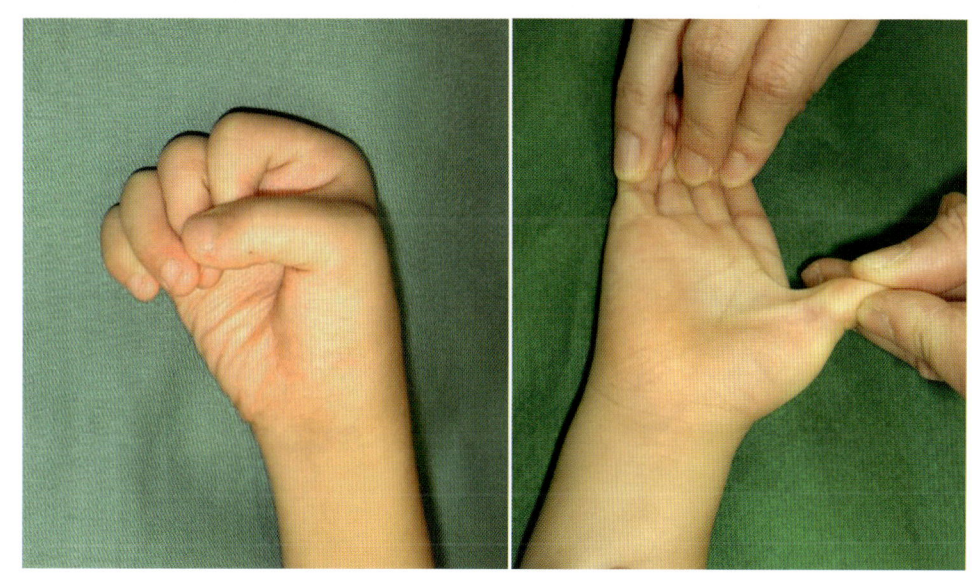

図 4. 握り母指症
a：母指は MP 関節の部分で屈曲し，IP 関節は伸展位をとる．他の指の可動域も不良のこともある．
b：母指を他動伸展すると，母指の掌側および母指示指間に皮膚性の拘縮が確認できる．乳児期では，関節自体の拘縮はなく，多くは他動伸展可能である．

2．保存的治療

対立可能な三指節母指では機能的な問題は少なく，尺屈変形が軽度で IP 関節の可動域・安定性ともに良好な場合は，治療を必要としない．

3．手術治療

三指節の形態によって手術の方法は異なる．把持動作の獲得のため安定した母指は早期に必要であり，また IP 関節の良好な適合性を得るためにも，1～2 歳頃には手術を行うようにしている[2)3)]．Type 1 では，橈側皮切で展開して中節骨の切除を行い，側副靱帯を縫合して IP 関節は K-wire にて一時固定を約 4 週間行う（図 3-a）．Type 2 では，中節と思われる部分を単純切除するか，骨端核内での矯正骨切り術を行う（図 3-b）．骨端核はできるだけ薄くなるようにして安定させて，K-wire で 4～6 週固定する．Type 3 は，独立した中節が存在するが，いわゆる DIP 関節は可動域不良のことが多い．どの関節が良好な安定性と可動域を得られるか評価してから手術方法を決定する．中節骨が小さい場合は type 1 と同様に，中節を切除する方法の場合と，DIP 関節を含んで中節骨を一部切除し，骨接合術を行うこともある．短縮骨切り術，不安定な関節固定術など，症例毎に再建方法を考えることが必要である（図 3-c）[4)]．この型は，裂手症・母指形成不全などの部分症として出現することが多いので，手全体の病態を評価して，対立筋再建・靱帯形成などを症例ごとに追加することが必要である．

4．予　後

対立可能な三指節母指は，機能的予後良好であるが，IP 関節の可動域制限は残ることがある．対立不能な三指節母指は，指節の矯正のみでなく，各種機能再建手術を追加しても可動域不良・ピンチ力低下などを呈することがある[5)6)]．

握り母指

1．病　態

単一疾患名ではなく，母指が内転，MP 関節で屈曲変形を生ずる病態の総称である（図 4）．短母指伸筋腱の低形成に起因する単純型のものから，多発性関節拘縮 arthrogryposis multiplex congenita；AMC（amyoplasia congenita）や，Freedman-Sheldon 症候群の部分症であるものまでいろいろである．大部分両側性であり，優性遺伝形式を呈する場合もある[7)～9)]．

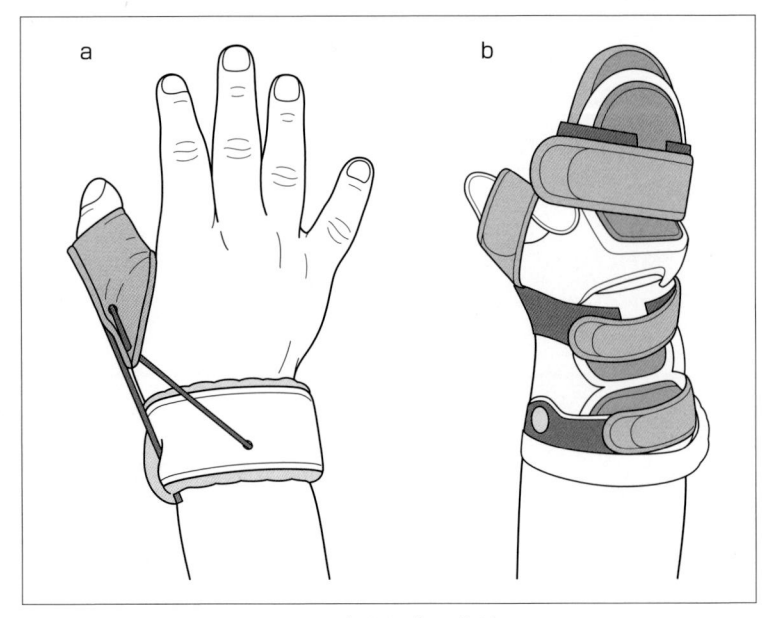

図 5. 握り母指の装具
a：乳児期はこのような簡単な外転装具を作成する．手関節と母指基部にベルトを巻いて，この2つのパーツを輪ゴムか，ソフトワイヤーでつないで，母指の外転位を維持する．
b：他の指の屈曲拘縮がある場合，あるいは，年長児で拘縮が高度となった症例などでは，プラスチックの硬性スプリントを作成し，母指を含めた全指を矯正する．母指は最大橈側外転位とする．

2．保存的治療

可及的早期にスプリントによる矯正を開始する．スプリントは，他の合併症の有無，年齢・指拘縮の程度に応じて型・素材などを考えることが必要である(図5)[8]．スプリントは基本的には夜間装着とする．乳児期は両手同時に装具装着することも可能であるが，1歳過ぎる頃から，両手装着困難となる．その場合は片手ずつの装着となり矯正効率は劣る．

3．手術治療

単純型では，手術治療が必要となることは比較的少なく，装具治療の開始が遅れて拘縮が高度となった場合に適応となる．AMC の部分症では，スプリントに抵抗性で，早期に手術治療が必要となる場合が多い．全身状態を考慮して，手術時期を決定することが必要である．

握り母指の手術は，軟部組織の拘縮の解離・自動運動の獲得・骨関節の手術が考えられる．第一段階で，軟部組織の解離を行い，スプリントで矯正位を維持することから始まる[8]．

A．軟部組織の解離

手術は母指の屈曲・第一指間の狭小に対する皮膚形成と，拘縮の原因となっている，内転筋や筋膜の解離である．母指の屈曲に対しては，母指側面からの局所回旋皮弁を行う(図6-a)．第一指間に関しては，手背よりの回旋皮弁で形成する報告もみられるが，手背に遊離植皮が必要となり瘢痕が目立つので，筆者は示指橈側よりの皮弁を用い，採皮部は一時縫合するようにしている(図6-b)[10]．指間を深くするためにZ形成も追加することもある．掌側は近位掌側皮線に沿って切開して皮弁で覆うが，一部 open method とする．内転拘縮が高度の症例では，横手根靱帯も切離する場合もある．母指 MP 関節伸展・橈側外転位で，K-wire による一時固定を行う．Open method は，手掌部の皮膚欠損が一部開放創のままでも，乳幼児期は約4週で，上皮化がみられるので，この間，しっかり矯正位を保持し，創治癒を待って，スプリント治療を再開する[11]．

AMC の部分症である症例では，関節の自動運

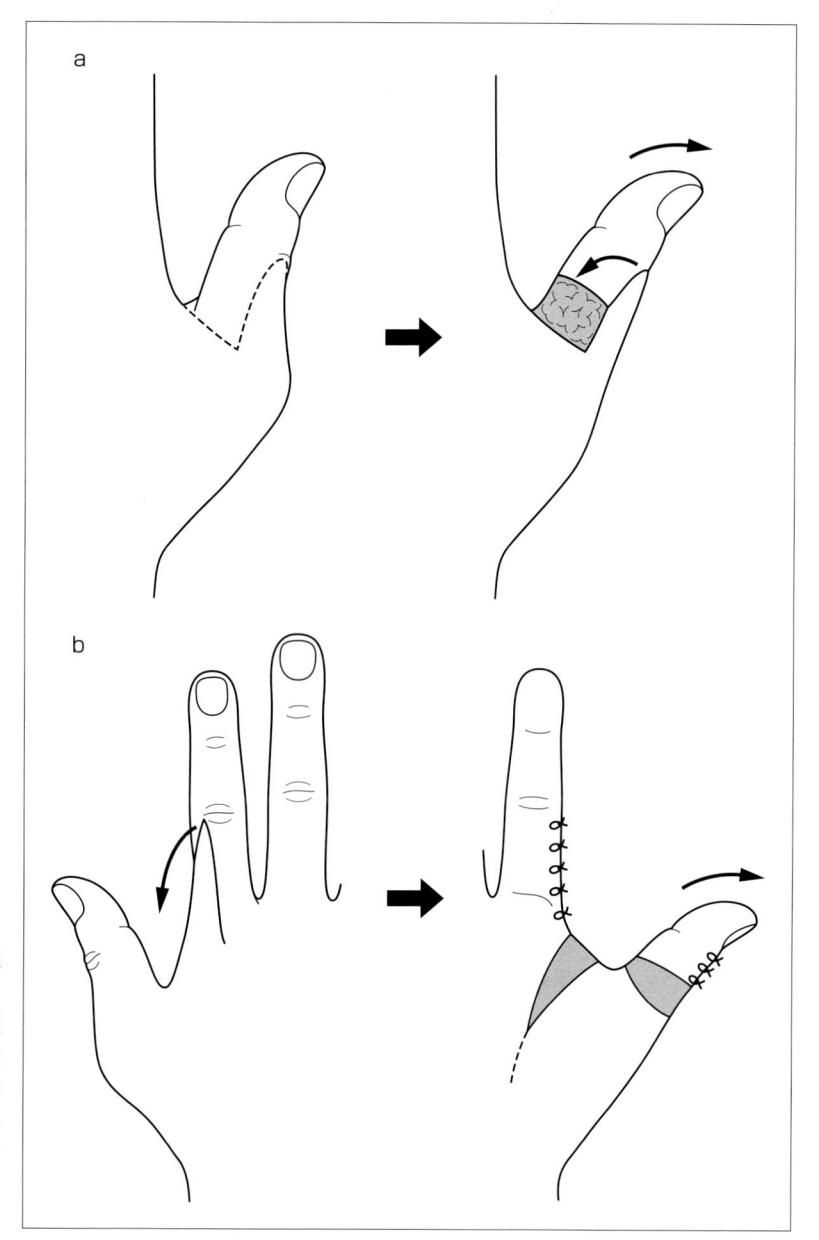

図 6.
握り母指の手術
　a：母指橈側側面より局所皮弁を起こし，母指掌側の皮膚欠損を覆う．採皮部は基本的に一時閉創する．
　b：示指橈側より一時閉鎖が可能な範囲で局所皮弁を形成し，これで掌側の皮膚欠損を覆う．ドナーである示指の創が掌側にできると成長に伴い拘縮の原因となるので皮弁を起こす際には注意する．

動の制限もあり，拘縮は成長に伴い容易に再発するので，術後も夜間装具の装着は必須である．患児および両親に装具の必要性を十分に説明してきめ細かな装具の点検が必要となる．

B．伸筋腱の再建

軟部組織の解離を行っても自動伸展が困難な症例に対しては，伸筋腱の再建が必要となるが，その頻度は少ない．このような症例では，伸筋腱全体の低形成を合併して，固有伸筋も欠損する場合が多いので，術前の評価をしっかり行い，手関節背屈筋・屈筋を用いたり症例ごとに工夫が必要となる．

C．骨関節の再建

母指 MP 関節の屈曲拘縮が進行して，他動伸展も困難となり，関節性の問題が生ずると，軟部組織のみでは，変形の矯正は困難となる．第一中手骨の短縮矯正骨切り術，MP 関節固定など，状態に応じた機能再建が必要となるが，可動域の拡大を図るのは容易ではない．

4．予　後

多くは単純型で，スプリント治療が有効である．合併症を有する型では，成長に伴い拘縮の再発は必発である．関節性拘縮が進行した症例の予後は

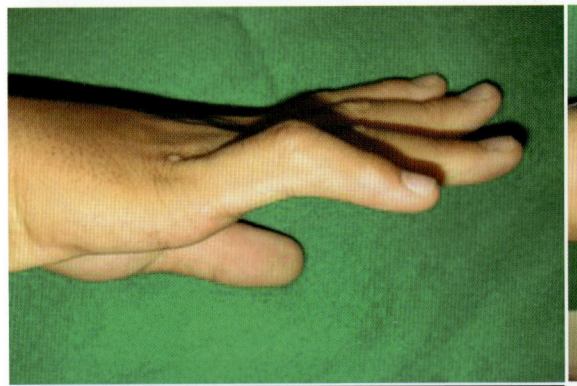

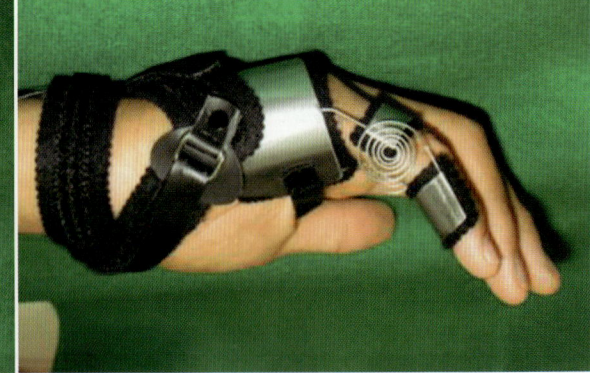

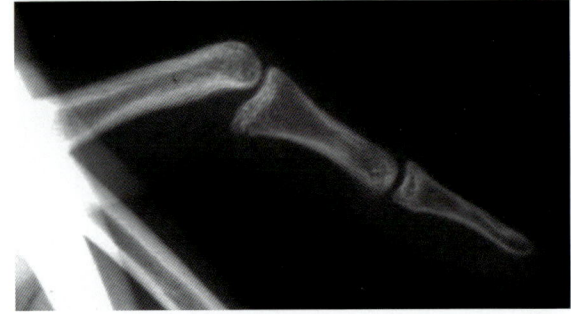

図 7.
小指屈指症
a：小指の PIP 関節は屈曲し，MP 関節は過伸展する．
b：側面 X 線にて，基節骨頭が扁平化しているのが観察される．
c：コイル型のスプリントを夜間装具として用いる．小児でスプリントが不安定な場合は，ベルトをつけて安定させている．MP 関節を屈曲位に維持してPIP 関節伸展位を維持する．

不良である．

屈指症

1．病　態

指の PIP 関節の屈曲変形を呈する状態で(図 7-a)，変形は疼痛を伴わず，緩徐に進行する．屈曲変形は，他動的に伸展可能な場合と，すでに拘縮の状態の場合とがある．PIP 関節の屈曲運動は一般的には制限されない．変形の主原因は明らかではない．関節内病変はなく，関節周囲の軟部組織，靱帯・腱などの異常により進行性の屈曲変形が生じ，二次的に基節骨頭の変形が生ずる(図 7-b)．時に続発性に，DIP や MP 関節の変形が生ずる．

一般的には，遺伝性はない．両側性に，小指に単独に生ずることが多い．臨床的に，乳児期に発症する型，思春期前に発症する型，顔面などの異常を合併し全指に変形を生ずる全身型に分けられる[12]．

2．保存的治療

MP を屈曲し，PIP 伸展するようなスプリントを作成し(図 7-c)，夜間装具として使用する[12)13]．コイルを用いた動的スプリントを使用しているが，コイルが壊れやすいので維持が困難な場合は，硬性装具を用いる．幼児あるいは学童を対象とするので，成長・拘縮の程度の変化にきめ細やかに対応できる装具が必要である．乳児期発症型は装具治療が有効である．

3．手術治療

思春期前発症型はスプリントに抵抗性で，手術治療を要することがある．手術は皮膚の拘縮の解離と皮弁形成，軟部組織の解離，時に伸展機構の再建が必要となる[14)〜16]．皮弁形成は，局所皮弁である lateral rotation flap を用いることが多い．屈曲変形の主体は，浅指屈筋腱の異常・異常な軟部組織の存在など，報告により様々である．伸展機構の再建まで必要とする症例は極めて少ない．

4．予　後

乳児期発症型では，スプリントが有効であるが，成長している間はスプリント治療を中断すると再発する可能性があるので，注意を要する[13]．合併症を有する屈指症や，思春期前発症型の屈指症では，スプリントに抵抗性である．しかし，手術治療を行っても，改善は限定的であり，外傷後の屈曲拘縮とは異なるので，慎重に手術適応を考えるべきである．

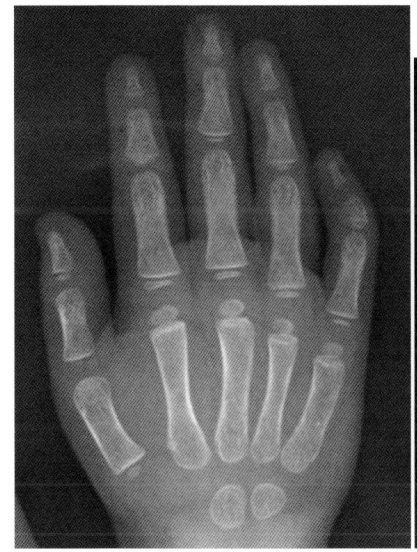

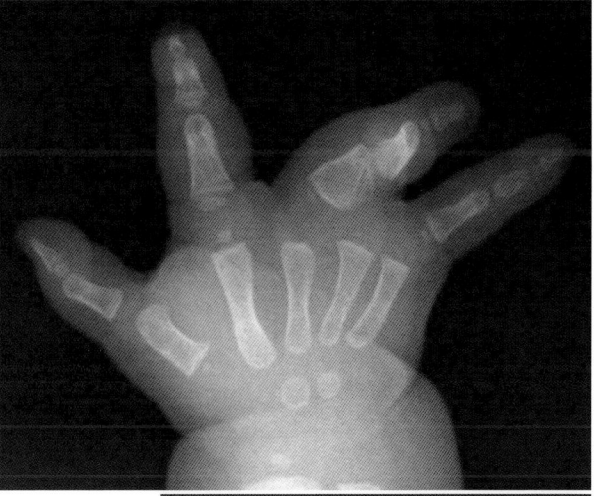

図 8.
斜指症
 a：よくみられる小指の斜指症．中節骨の骨端核の異常があり，小指は短い．
 b：裂手症にみられる斜指症．中指環指は骨性合指症を呈し，基節骨は三角指節骨である．
 c：示指斜指症 Mohr-Wriedt brachydactyly．優性遺伝形式をとることが多い．

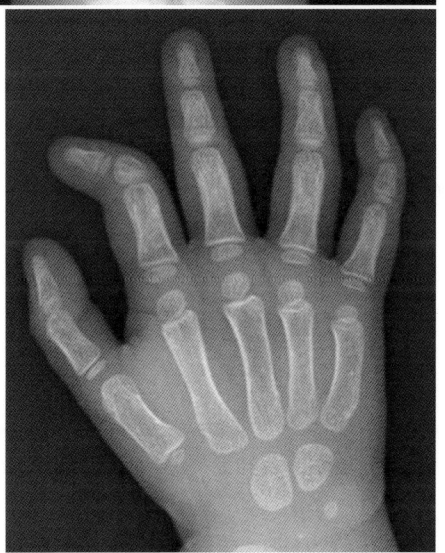

斜指症 Clinodactyly

1. 病態

指の側屈変形を斜指症という．指節骨が台形あるいは三角形の形態異常を呈し，罹患指は側屈し，かつ短縮している（図 8-a）．裂手症などの他の異常に合併して生ずる場合は，診断としてはそちらを優先する（図 8-b）．小指の中節骨に生ずることが多い．優性遺伝形式をとることが多い．罹患指の指節骨は，台形または三角形を呈し，骨端線はC字型を呈する．そのため骨の長軸方向の成長が障害される．一般的には機能障害はほとんどないが，中節骨の短縮が著明な場合は DIP 関節の可動域が不良な場合もある．

2. 保存的治療

側屈の程度の高度な場合は，矯正スプリントを用いることもあるが，その有用性に関しては明らかではない．しかし，幼児期に側屈とともに伸展不全のみられる症例では，PIP 関節の安定性が得られて，外観の改善が得られる場合がある．

3. 手術治療

側屈の原因の大部分は中節骨の変形によるものである．治療としては，幼児期には，C 型の骨端核の一部を切除し，ここに脂肪移植を行う方法も報告されている[18)19)]．この方法は，成長に伴い徐々に矯正されるので，幼児期に適応となることが多

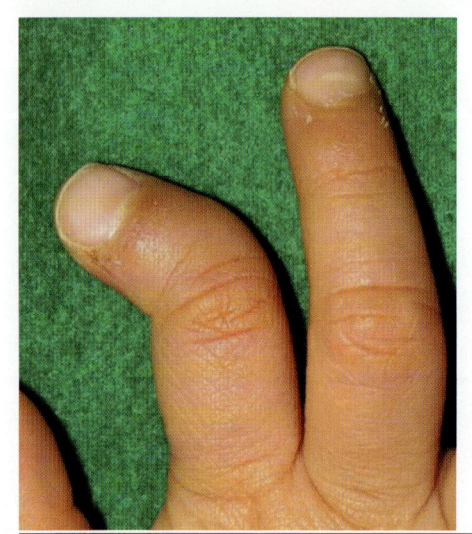

図 9.
三角指節骨に対して，橈側縦皮節で展開し(b)，Z 形成を凹側部に追加した．Opening wedge で骨切りして K-wire 固定を行った(c)．

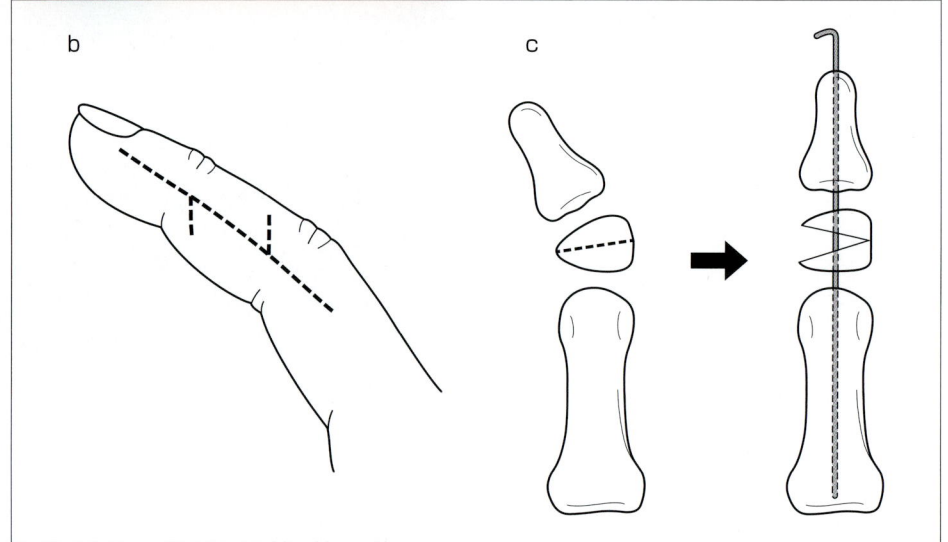

い．筆者は楔状骨切り(opening wedge)を行い，PIP 関節も含めて K-wire で固定する方法をとっている(図9)．橈側(凹側)縦切開で展開し，Z 形成を行い皮膚の緊張も解除する．幼児では，PIP の関節拘縮が生ずることもなく，良好な成績が期待できる．学童期以降は，骨癒合を確実にするために，尺側(凸側)より展開して楔状骨切り術(closing wedge)を行うことが多いが，この場合は，指は若干短縮する[20]．

4．予 後

変形が高度の症例では，矯正後も若干の側屈変形は残存することが多い．

参考文献

1) Ogino, T., Ishii, S., Kato, H.：Opposable triphalangeal thumb：clinical features and results of treatment. J Hand Surg. 19A：39-47, 1994.
2) Horii, E., Nakamura, R., Makino, H.：Triphalangeal thumb without associated abnormalities：clinical characteristics and surgical outcomes. Plast Reconstr Surg. 108(4)：902-907, 2001.
3) Hovius, S. E., Zuidam, J. M., de Wit, T.：Treatment of the triphalangeal thumb. Tech Hand Up Extrem Surg. 8(4)：247-256, 2004.
4) Miura, T., Horii, E.：Triphalangeal thumb in the typical cleft hand. Cong Anom. 36：75-81, 1996.
5) Zuidam, J. M., de Kraker, M., Selles, R. W., Hovius, S. E.：Evaluation of function and appearance of adults with untreated triphalangeal thumbs. J

Hand Surg. **35**(7)A：1146-1152, 2010.
6) Zuidam, J. M., Selles, R. W., Hovius, S. E.：Thumb strength in all types of triphalangeal thumb. J Hand Surg Eur. **37**(8)：751-754, 2012.
7) Weckesser, E. C., et al.：Congenital clasped thumb(congenital flexion-adduction deformity of the thumb). J Bone Joint Surg. **50** A：1417-1428, 1968.
8) 洪　淑貴, 堀井恵美子：先天性握り母指. 整形・災害外科. **55**：495-498, 2012.
9) Ghani, H. A., et al.：Characteristics of patients with congenital clasped thumb：a prospective study of 40 patients with the results of treatment. J Child Orthop. **1**：313-322, 2007.
10) Spinner, M.：Fashioned transpositional flap for soft-tissue adduction contracture of the thumb. Plast Reconstr Surg. **44**：345-348, 1969.
11) Kawabata, H., Ariga, K., Shibata, T., Matsui, Y.：Open treatment of syndactyly of the foot. Scand J Plast Reconstr Surg Hand Surg. **37**：150-154, 2003.
12) Benson, L. S., Waters, P. M., Kamil, N. I., et al.：Camptodactyly：Classification and results of nonoperative treatment. J Pediatr Orthop. **14**：814-819, 1994.
13) Hori, M., Nakura, R., Inoue, G., et al.：Nonoperative treatment of camptodactyly. J Hand Surg. **12** A：1061-1065, 1987.
14) Smith, P. J., Grobbelaar, A. O.：Camptodactyly：a unifying theory and approach to surgical treatment. J Hand Surg. **23**(1)A：14-19, 1998.
15) Inoue, G., Tamura, Y.：Camptodactyly resulting from paradoxical action of an anomalous lumbrical muscle. Scand J Plast Reconstr Hand Surg. **28**：309-311, 1994.
16) Foucher, G., Lorea, P., Khoouri, R. K., et al.：Camptodactyly as a spectrum of congenital deficiencies：A treatment algorithm based on clinical examination. Plast Reconstr Surg. **117**(6)：1897-1905, 2006.
17) Wood, V. E., Flatt, A. E.：Congenital triangular bones in the hand. J Hand Surg. **2**：179-193, 1977.
18) Caouette-Laberge, L., Laberge, C., Egerszegi, E. P., Stanciu, C.：Physiolysis for correction of clinodactyly in children. J Hand Surg. **27**(4)A：659-665, 2002.
19) Bednar, M. S., Bindra, R. R., Light, T. R.：Epiphyseal bar resection and fat interposition for clinodactyly. J Hand Surg. **35**(5)A：834-837, 2010.
20) Ali, M., Jackson, T., Rayan, G. M.：Closing wedge osteotomy of abnormal middle phalanx for clinodactyly. J Hand Surg. **34**(5)A：914-918, 2009.

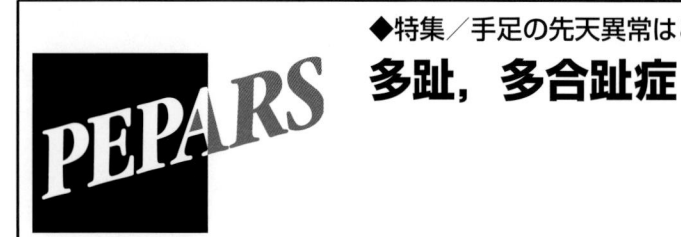

◆特集/手足の先天異常はこう治療する

多趾, 多合趾症

根本　充[*1]　武田　啓[*2]

Key Words：多趾(polydactyly)，多合趾(polysyndactyly)，趾間形成(web deepening)

Abstract　多趾症はよく見られる先天異常である．分類は形態分類とX線分類があり，形態所見とX線所見から術式を選択する．手術年齢は足趾の成長や麻酔の関係上，1～2歳時に行っている報告が多い．母趾列多趾症はMTP関節を含めた内側母趾切除を行った場合には温存した母趾の靭帯，関節包の再建，母趾内転筋の移行を行う．小趾列多趾症は第Ⅳ趾との合趾のないものは内側または外側多趾を切除する．第Ⅳ趾との合趾を伴う多合趾症の手術は皮弁に植皮を追加する趾間形成と皮弁のみで趾間形成を行う2つに分けられる．術後に生じる形態的問題として母趾列多趾症では内反変形，幅広い前足部，小趾列多趾症では浅い趾間，外反変形，太く短い小趾，爪甲変形，位置異常がある．小趾列多趾症では皮弁のみで趾間を形成できる症例は限られるので，靭帯，関節包の再建に加え，皮弁に植皮を併用する無理のない術式で趾間形成を行うことが良好な治療成績に繋がる．

はじめに

多趾症手術には数多くの手術法が報告されているが，いずれの手術においても最終的には整容的な結果が要求される．多趾症手術の術後経過を観察していくと，いまだに手術適応や術式に改善の余地が十分残されていると痛感させられている．本稿では多趾症に関する疫学，分類を述べるとともに，母趾列多趾症，小趾列多趾症の代表的症例を提示し，我々の多趾症手術適応や術式について紹介する．

疫　学

足の先天異常のなかで多趾症はよく見られる先天異常である．Stevensら[1]によると多趾症の発生頻度は出生1,000人あたり1.7人であり，30%に家族歴があったと述べている．しかし，多趾症はしばしば単発性に発生し，遺伝形式は多因子遺伝である．動物実験では多趾症を誘導できるが特定の原因は不明であり，外胚葉性頂堤の分化障害によって起こる[1]とされている．Phelpsら[2]によるとpostaxial typeが79%を占め，preaxial typeが15%，central typeが6%であった．性差はないとする報告[2)3)5)]が多い．本邦では岡ら[4]は出生10,000人あたり5.1人以上に多趾症が発生し，軸後性多趾症が84%を占めていたと報告している．

分　類

分類は形態による分類やX線所見による分類が報告されている[5)~9)]．形態による分類は多趾の発生する部位によって母(内側)趾列，中央趾列，小(外側)趾列とする分類やpreaxial type，central type，postaxial typeとする分類が報告されている(図1)．X線写真による分類は中足骨や趾骨の分岐によって分類されている．また，母趾列(preaxial type)[7]や小趾列(postaxial type)[8)9)]を細分している分類もある．

[*1] Mitsuru NEMOTO, 〒252-0375　相模原市南区北里1-15-1　北里大学医学部形成外科・美容外科，准教授
[*2] Akira TAKEDA, 同，主任教授

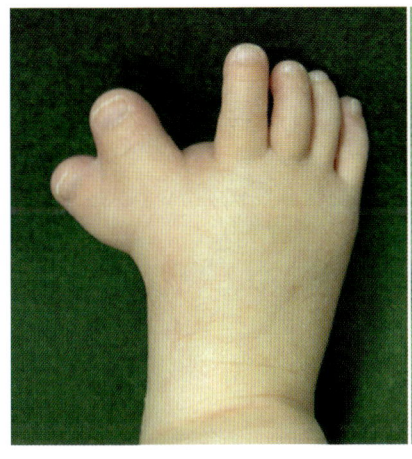

母趾列(preaxial type)　　　　中央列(central type)　　　　小趾列(postaxial type)

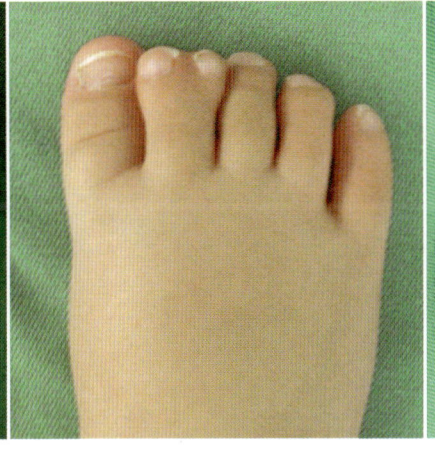

図 1. 多趾症の形態に基づいた分類

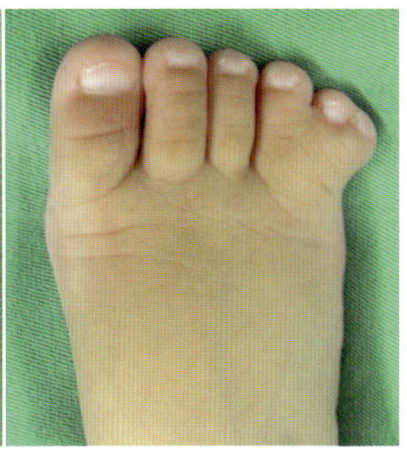

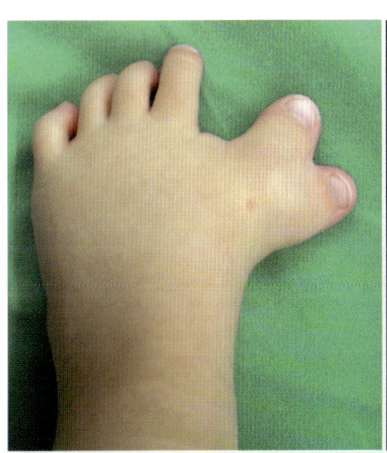

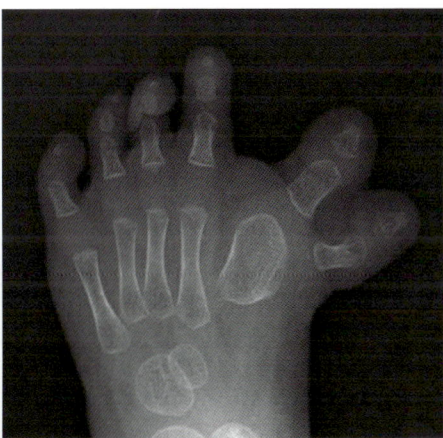

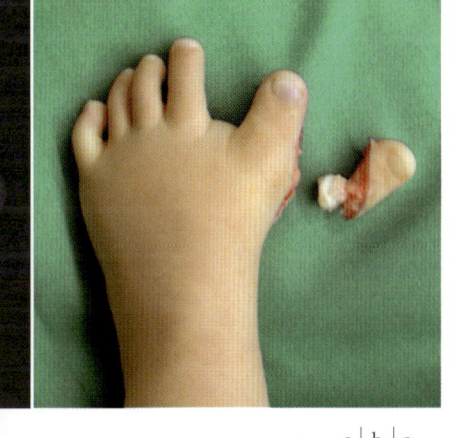

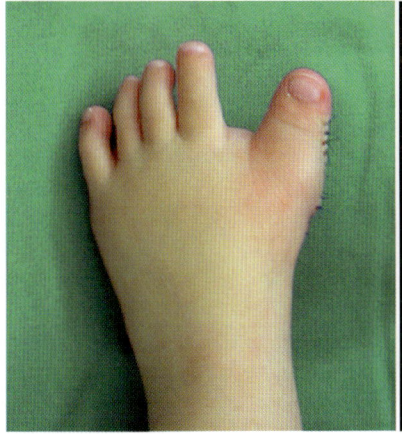

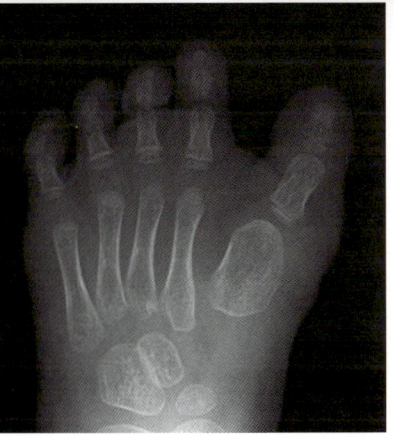

図 2.
症例 1：1 歳，男児
 a：左母趾多趾症
 b：術前 X 線所見
 c：MTP 関節を含めて内側母趾を切除した．
 d：MTP 関節包の修復，母趾内転筋停止部の移行を行っても内反変形の修正には限界がある．
 e：術後 2 年 X 線所見．第 1 中足骨は特徴的な形態を示している．

手 術

　手術は多趾症の形態所見と X 線所見から術式を選択することになる．手術年齢は歩行前の手術を勧めている報告[5]もあるが，実際には足趾の成長や麻酔の関係上，1〜2 歳時まで待機してから手術を行っている報告[3)10)〜12)]が多い．本稿では母趾列多趾症，小趾列多趾症の症例を提示しながら，手術の要点について述べる．

1．母趾列多趾症

　形態と X 線所見から切除すべき母趾を判断するが内側母趾が切除されることが多い．MTP 関節を含めた内側母趾切除を行った場合には温存した母趾の靱帯，関節包の再建，母趾内転筋の移行

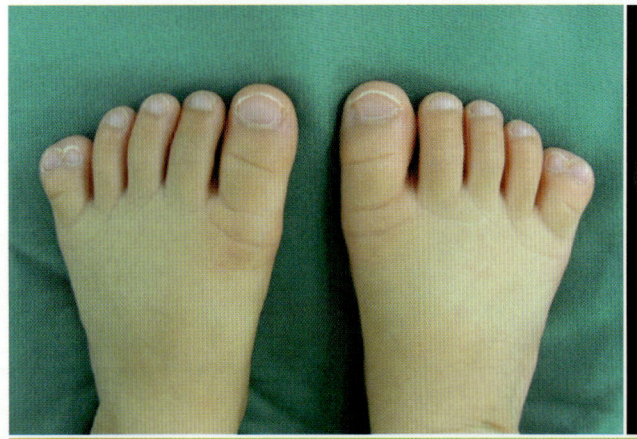

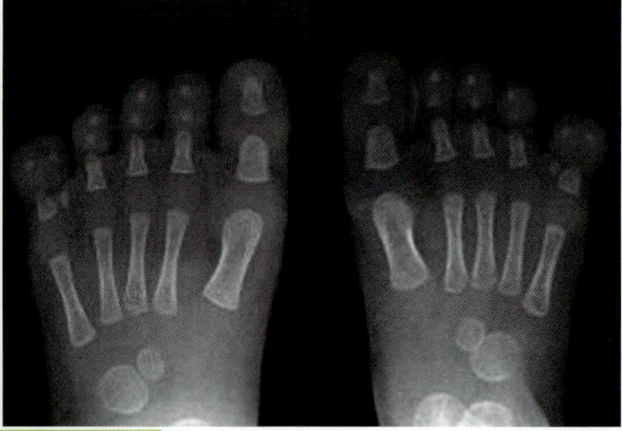

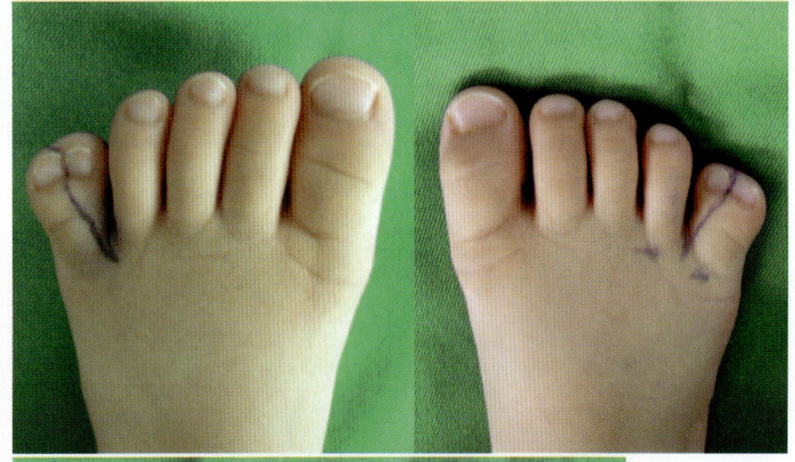

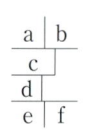

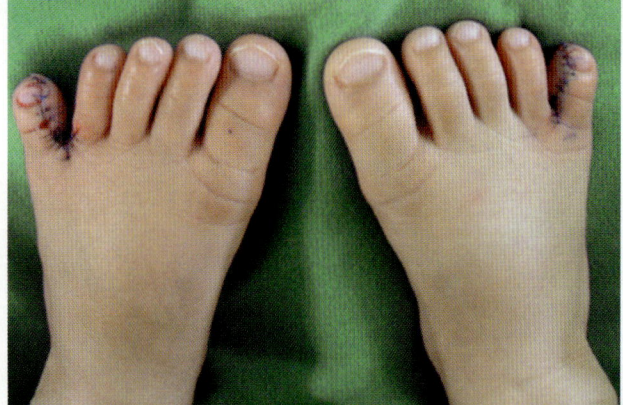

図 3.
症例 2：1 歳，男児．内側小趾切除例
 a：両側小趾多趾症
 b：術前 X 線所見．外観に比べ，内側小趾は劣成長である．
 c：手術デザイン
 d：MTP 関節の靱帯，関節包の修復を行っても軽度の外反変形が残っていた．
 e：術後 4 年外観．靴を履くことで軽度の外反変形は矯正されてくる．
 f：術後 4 年 X 線所見

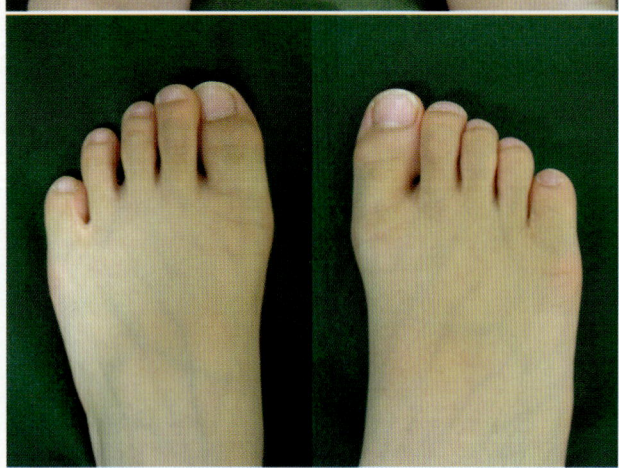

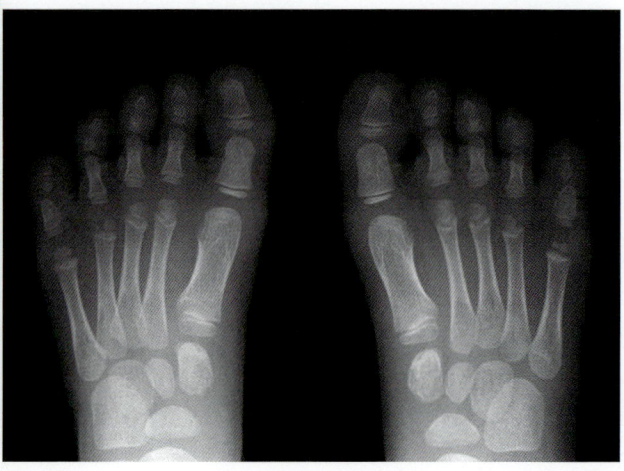

を行う．母趾内反変形の修正は難しく，矯正骨切り術が必要なことがある．

症例 1：1歳，男児(図2)

左母趾多趾症に対してやや劣成長の内側母趾を切除し，MTP関節の靱帯，関節包を再建して母趾内転筋停止部の移行を行った．これらの処置だけでは内反変形の修正に限界があり，内反変形が進行するようであれば矯正骨切り術を行う予定である．

2．小趾列多趾症

小趾列多趾症は多趾が各々独立しているものから第Ⅳ趾と小趾多趾が完全に合趾しているものまで多様な形態を呈している．多趾が各々独立しているものは内側多趾もしくは外側多趾を切除することになるが，第Ⅳ趾との合趾を伴う小趾列多趾症いわゆる多合趾症は合趾の程度によって様々な術式が報告されている[8)9)13)~16)]．術式は皮弁に植皮を追加して趾間形成を行うもの[8)9)13)14)]，皮弁のみで趾間形成を行うもの[15)]の2つに分けられるが，趾間形成に要する植皮の程度によっては開放療法として上皮化を待つ方法[16)]も報告されている．ここでは我々が行っている小趾列多趾症手術の適応や術式について述べる．

A．第Ⅳ趾と合趾のない小趾列多趾症

小趾多趾の発育状態とX線所見を参考に切除すべき足趾を選択しており，植皮は必要としない．術後の爪甲形態や趾骨アライメントを考慮して内側もしくは外側小趾を切除する．切除レベルによって靱帯，関節包の再建が必要である．靱帯や関節包の不十分な再建は術後の内反変形や外反変形の原因になる．また，外側小趾切除は術後瘢痕が問題として指摘されることもある．

症例 2：1歳，男児．内側小趾切除例(図3)

形態的には外側小趾切除が可能であったが，X線所見から劣成長の内側小趾を切除する方針にした．紡錘形の皮膚切開を基本にMTP関節を含めて内側小趾を切除した．外反変形を防止するためにMTP関節包の修復を行い，できるだけ薄い皮弁で閉創した．

症例 3：9か月，女児．外側小趾切除例(図4)

外側小趾がほぼ独立しており，外転している左外側小趾，内側小趾に騎乗している右外側小趾を切除する方針とした．両側ともに中足骨から分岐しているタイプであり，MTP関節を含めた外側中足骨を切除した．内反傾向を持った内側小趾を矯正するためにMTP関節軟骨面の一部を切除して靱帯，関節包を再建し小趾外転筋の停止部を再固定した．

B．第Ⅳ趾との合趾を伴う小趾列多趾症(多合趾症)

多合趾症においても小趾多趾の内側を切除するか外側を切除するかに議論がある[8)9)13)14)]．児島ら[8)9)]は趾間形成が同時に行える内側小趾を切除する手術法とその手術成績を報告し，再建小趾の太さや外反変形について述べている．難波ら[13)]は再建小趾の外反変形を避けるために外側小趾切除に関する報告を行った．そのなかで外側小趾切除は趾間形成を同時に行っても神経血管束を傷つけなければ再建小趾に血流障害は起こらず，術後瘢痕も問題にならなかったと述べている．

合趾を分離し趾間を形成するには皮弁が必要である．合趾の程度によっては皮弁のみで趾間を形成できることもあるが，皮弁のみで十分な趾間形成が行える症例は限られる．ここでは我々が行っている背側矩形皮弁に全層植皮を行う趾間形成と背側三角皮弁，足底側三角皮弁に全層植皮を行う趾間形成の2つの術式について紹介する．矩形皮弁と三角皮弁による趾間形成の適応は厳密に区分しているわけではないが，背側皮膚に余裕のある多合趾症には矩形皮弁を用いており，背側皮膚に余裕がない多合趾症には2つの三角皮弁を用いる方針にしている．2つの三角皮弁を用いる趾間形成は瘢痕による水かきの上昇を指摘されている[8)9)]が緊張の強い無理な三角皮弁による趾間形成を行わなければ防止できると考えている．皮弁の大きさによって趾間の深さが規定される矩形皮弁に比べ，2つの三角皮弁による趾間形成は皮弁の血流を心配することなく，趾間の深さの調整が容易である．

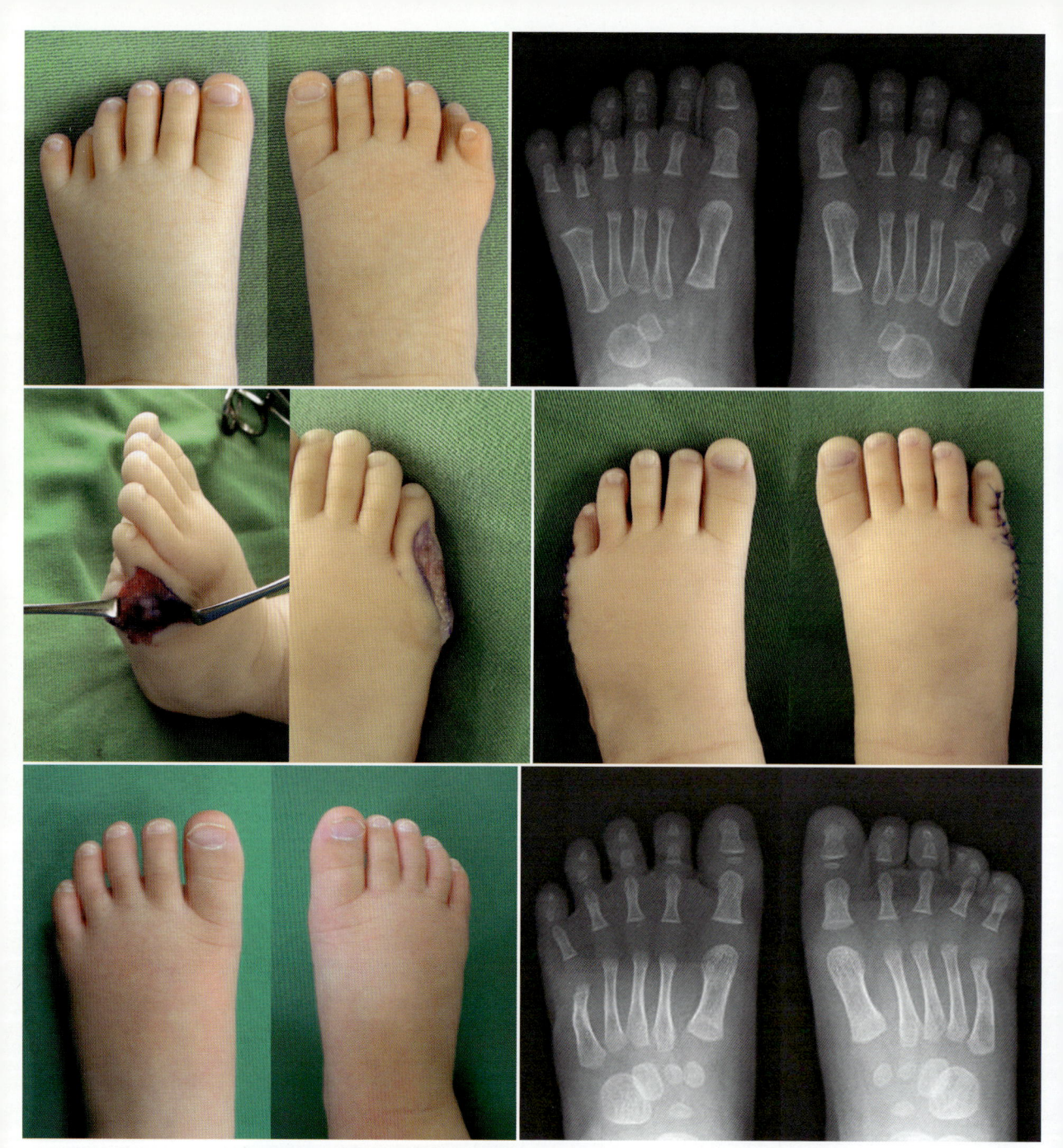

図 4. 症例 3：9 か月，女児．外側小趾切除例
a：内側小趾が内反傾向を持った両側小趾多趾症
b：術前 X 線所見．中足骨レベルで分岐していた．
c：術中所見．MTP 関節軟骨面の一部を切除し，内反変形の修正を行った．
d：縫合部が荷重面にかからないように縫合した．
e：術後 1 年外観．良好な形態が保たれている．
f：術後 1 年 X 線所見

a	b
c	d
e	f

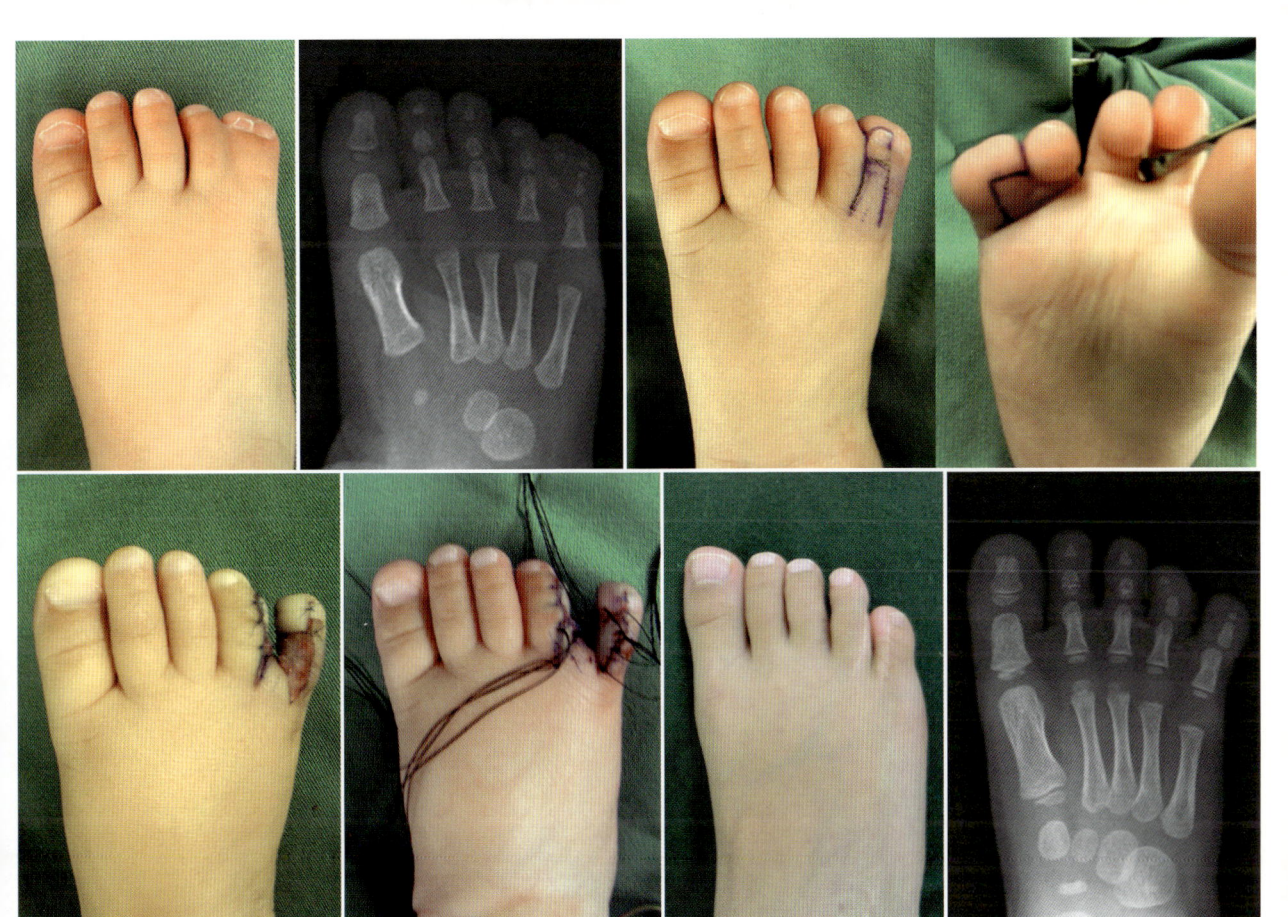

a	b	c
d	e	f	g

図 5. 症例 4：1 歳，女児．背側矩形皮弁，全層植皮による趾間形成
　a：右多合趾症
　b：術前 X 線所見
　c：手術デザイン．背側（左），足底側（右）
　d：術中所見．皮弁縫合時
　e：術中所見．内果から採皮し全層植皮を追加した．
　f：術後 1 年 6 か月外観
　g：術後 1 年 6 か月 X 線所見

　症例 4：1 歳，女児．背側矩形皮弁，全層植皮による趾間形成（図 5）

　形態所見と X 線所見から劣成長の内側小趾を切除する方針にした．背側矩形皮弁と内果からの全層植皮で趾間を形成した．矩形皮弁の大きさは血流に支障をきたさない 10×15 mm 程度とし，組織量が厚くなりやすい足底側皮弁は第Ⅳ趾を被覆するようにした．温存した小趾に全層植皮を行うことで太くならないように工夫している．

　症例 5：1 歳 3 か月，三角皮弁（背側，足底側），全層植皮による趾間形成（図 6）

　形態所見と X 線所見から内側小趾を切除する方針にして趾間の深さの調整しやすい 2 つの三角皮弁と全層植皮にて趾間を形成した．三角皮弁の基部は幅 8～10 mm として皮弁の血流を心配することのないようにデザインした．温存した外側小趾 PIP 関節の靱帯，関節包を再建することで外反変形を予防している．

術後の形態的問題と対策

1．母趾列多趾症

A．内反変形

　内反変形が高頻度に起こる．Masada ら[7]は原因として母趾内転筋の異常と母趾を内反へ牽引する線維束による緊張を挙げている．内反変形の予防策として Stevens ら[1]は靱帯修復の重要性を述

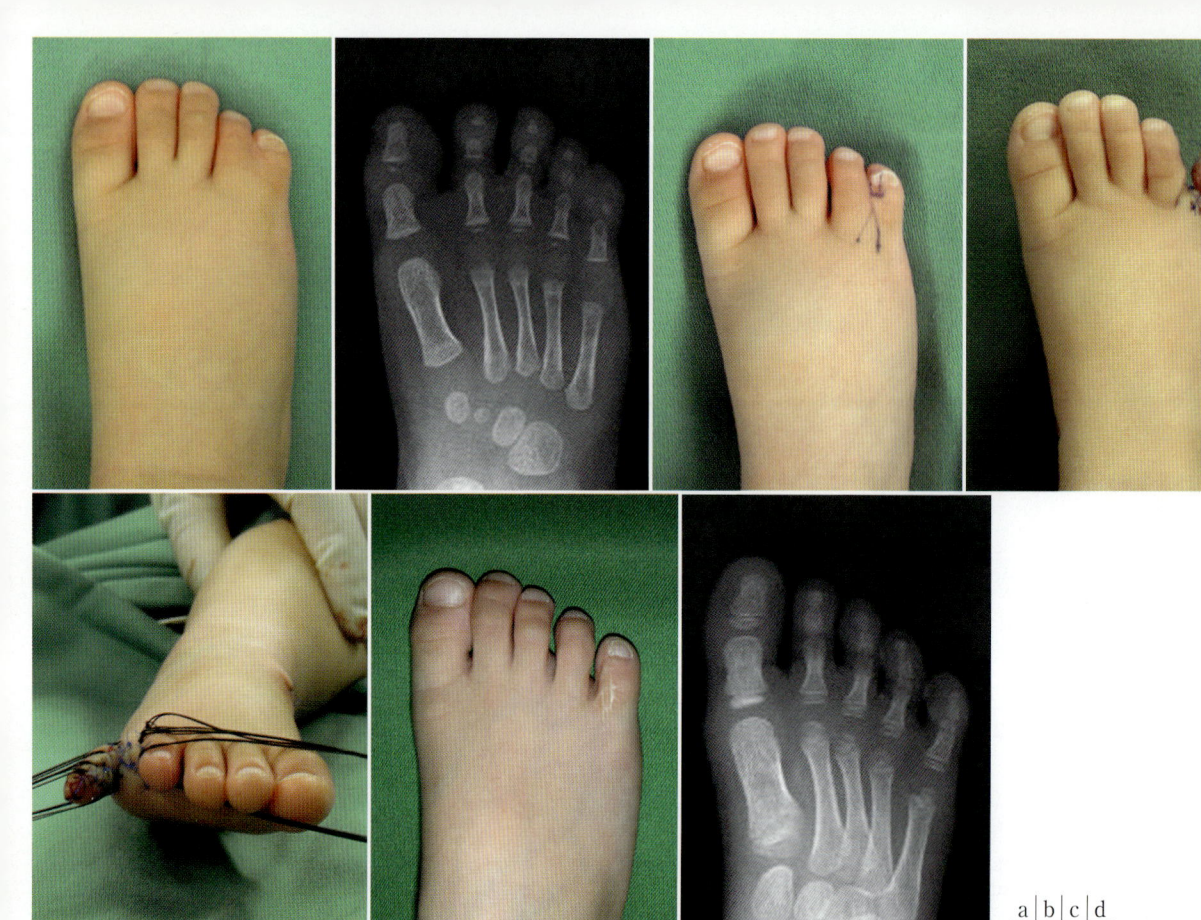

図 6. 症例 5：1 歳 3 か月. 三角皮弁（背側, 足底側）, 全層植皮による趾間形成
 a：術前外観
 b：術前 X 線所見. 中節骨から分岐していた.
 c：手術デザイン. 背側
 d：術中所見. 皮弁縫合時
 e：術中所見. 2 つの三角皮弁と内果からの全層植皮で趾間を形成した.
 f：術後 2 年外観
 g：術後 2 年 X 線所見

べている. また, Venn-Watson[5]は第Ⅰ趾間の皮膚皮下組織延長と MTP 関節への母趾内転筋付着部の延長を挙げている.

B. 幅広い前足部

残した第Ⅰ中足骨や内反変形により前足部が幅広くなり, 靴を履くことに支障をきたすことがある. 温存した第Ⅰ中足骨の変形程度によっては矯正骨切り術が行われる.

2. 小趾列多趾症

A. 浅い趾間

趾間形成は無理なデザイン, 皮弁や植皮の生着不良によって浅くなる. 多趾の皮膚に余裕があり

そうな症例でもしばしば植皮が必要になるので, 無理なデザインは行わず植皮を併用することで十分な趾間を形成できる. また, 皮弁や植皮の生着不良は目立つ術後瘢痕の原因にもなるので手術デザイン以外にも愛護的な手術操作が必要である.

B. 外反変形

内側小趾切除を行うと外反変形をきたしやすい. 靴を履くと矯正されるという報告[8]もあるが, 靴での矯正に限界のある症例も存在する. 外側小趾切除を行えば外反変形の問題は解消されるが, 外側に生じる瘢痕には注意が必要である.

内側小趾切除, 外側小趾切除のいずれを行って

も新たな変形をきたす可能性があるので，変形を最小限に抑えるためには温存した小趾の靱帯，関節包の再建が重要である．

C．太く短い小趾

分岐レベルや皮弁の厚さによって再建された小趾は太くなる．血流を考慮すると皮弁を薄くすることには限界があり，再建小趾が太くなることが予想される症例では皮弁を用いず，植皮によって再建する方法[17]も報告されている．元来，短い小趾は劣成長であり，修正は難しい．

D．爪変形，位置異常

不確実な爪甲，爪母切除は爪棘や爪変形を生じさせ，皮弁のみによる無理な趾間形成は爪甲の位置異常の原因になる．確実な爪甲，爪母切除を行い，植皮を併用し移動する皮弁に余裕を持たせるような手術デザインを行うことで爪甲に関する問題は解決される．

文 献

1) Stevens, P. M., et al.：Drennan's the child's foot and ankle. 2nd ed. McCarthy, J. J., et al., ed.. 280-289, Lippincott Williams & Wilkins, Philadelphia, 2010.
   Summary 足の先天異常全般について記載されている．

2) Phelps, D. A., et al.：Polydactyly of the foot. J Pediatr Orthop. 5：446-451, 1985.
   Summary 125例194多趾について分析した結果は数多く引用されている．

3) Meltzer, R. M.：Polydactyly. Clin Podiatr Med Surg. 4：57-62, 1987.
   Summary 多趾症に関する総説的な論文．

4) 岡　一郎ほか：多趾症の臨床像の検討．形成外科．24：303-313, 1981.
   Summary 本邦での多趾症の疫学について報告している数少ない論文の1つ．

5) Venn-Watson, E. A.：Problems in polydactyly of the foot. Orthop Clin North Am. 7：909-927, 1976.
   Summary 中足骨の分岐に基づいたX線分類法が記載されている．

6) Watanabe, H., et al.：Polydactyly of the foot：an analysis of 265 cases and a morphological classification. Plast Reconstr Surg. 89：856-877, 1992.
   Summary 日本人265例を対象にした多趾症分類に関する論文．

7) Masada, K., et al.：Treatment of preaxial polydactyly of the foot. Plast Reconstr Surg. 79：251-258, 1987.
   Summary 日本人には少ない母趾列多趾症14例を分類して報告した英文論文．

8) 児島忠雄ほか：Polysyndaktylieの手術法．手術．23：1097-1101, 1969.
   Summary 内側小趾切除後矩形皮弁による趾間形成術の論文．

9) 児島忠雄ほか：多合趾症の手術成績と手術法の検討．形成外科．15：336-345, 1972.
   Summary 内側小趾切除後矩形皮弁による趾間形成術成績に関する論文．

10) Coughlin, M. J., et al.：Surgery of the foot and ankle. 8th ed. Beaty, J. H. ed.. 1729-1806, Mosby, Philadelphia, 2007.
    Summary 1959年の初版以来足の手術に関する代表的手術書．

11) Nogami, H.：Polydactyly and polysyndactyly of the fifth toe. Clin Orthop. 204：261-265, 1986.
    Summary 日本人37例46小趾列多趾症を分析した論文．

12) McDaniel, L., et al.：Congenital digital deformities. Clin Podiatr Med Surg. 13：327-342, 1996.
    Summary 足の先天異常に関する総説的な論文．

13) 難波雄哉ほか：外側趾列合趾症の切除趾に関する考察．形成外科．30：482-487, 1987.
    Summary 外側小趾切除の有用性について報告した論文．

14) 中村純次ほか：足小趾列多趾症の治療―とくに外側趾切除の問題点―．形成外科．34：1071-1079, 1991.
    Summary 内側小趾切除と外側小趾切除の問題点について報告した論文．

15) Park, S., et al.：Reconstruction of incomplete syndactyly without skin graft. Plast Reconstr Surg. 98：534-537, 1996.
    Summary 皮弁のみで趾間形成を行う術式を報告した論文の1つ．

16) Kawabata, H., et al.：Open treatment of syndactyly of the foot. Scand J Plast Reconstr Surg Hand Surg. 37：150-154, 2003.
    Summary 皮膚欠損部を開放療法として上皮化を待つ方法を報告した論文．

17) 今野みどりほか：多趾症の臨床像および小趾列多趾症の術後成績と手術方法の検討．日形会誌．17：211-225, 1997.
    Summary 382例492多趾を分析した総説的な論文．

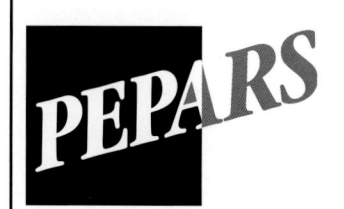

◆特集/手足の先天異常はこう治療する

骨延長器を用いた手足先天異常の治療

宮脇剛司[*1] 松浦愼太郎[*2]

Key Words：手足先天異常（congenital anomalies of hand and feet），骨延長（distraction osteogenesis），創外型骨延長器（external distractor），創内型骨延長器（internal distractor）

Abstract 手足先天異常の疾患に対する骨延長器を用いた治療は，仮骨形成による骨新生や軟部組織延長が同時に行える優れた方法として広く臨床に利用されている．骨延長器は創外固定型から発展し，頭蓋顔面領域用に開発された創内型の骨延長器が四肢骨にも利用できるようになった．現在では，指節骨などの小さな長管骨の延長のために小型の Ilizarov 型延長器が開発され利用できるようになった．本稿では症例の供覧とともに骨延長器による治療計画から延長器の選択，手術のポイントと術後管理について述べる．

はじめに

Ilizarov によって開発された仮骨骨延長法は，安全で有効な術式として四肢長管骨や顔面骨の骨延長治療や，手の瘢痕拘縮の治療[1]などに広く普及している．また，延長器の改良や工夫により，手足先天異常疾患に拡大され，小さな長管骨にも応用されている[1〜8)10)〜20]．本稿では，最近行っている手足の先天異常疾患に対する仮骨延長術の実際について述べる．

治療計画

治療の対象は骨延長により手や足の機能的，整容的改善が期待される，合短指症，短指症，絞扼輪症候群，中手骨短縮症，中足骨短縮症などの疾患である．治療対象となる骨の大きさや部位によって，使用するピンのサイズや，Ilizarov 型，half pin 型，創内埋め込み型など装置の種類を選択する．短く小さな指節骨には Ilizarov 型が優れ，

また第1中足骨短縮症では荷重や筋力に耐え得る強度の延長器やピンを選択する．現在，我々が使用している延長器には，Ilizarov mini fixator（株式会社イトー医科），創内固定型延長器（A. V. D. system：Bear 社），ダイナエクスター（形成医科工業株式会社），Penig Minifixator（Orthofix 社）などがある．複数骨を同時延長する場合は，装置間の干渉がないよう設置位置や装置の種類を検討する．第4・5中手骨短縮症では，固定ピンを2本の中手骨に貫通させて1台の half pin 型延長器に装着が可能である．しかし，固定ピンの正確な挿入が必須であり，感染などの合併症への対応を考慮し延長器を2台設置することも念頭に置くべきである．

足部の骨延長では創外型延長器を装着中は靴を装用できないなど ADL の制約が大きいため，通常の仮骨延長よりも短期間に骨，軟部組織の延長を完了し，骨欠損部に自家骨移植を行う方法や創内型延長器も選択肢となり得る[3]．特に仮骨形成に時間を要する成人女性例では，治療期間短縮の観点からも自家骨移植の併用は有用である[3)4]．

[*1] Takeshi MIYAWAKI，〒105-8461 東京都港区西新橋 3-25-8 東京慈恵会医科大学形成外科学講座，主任教授
[*2] Shintaro MATSUURA，同，准教授

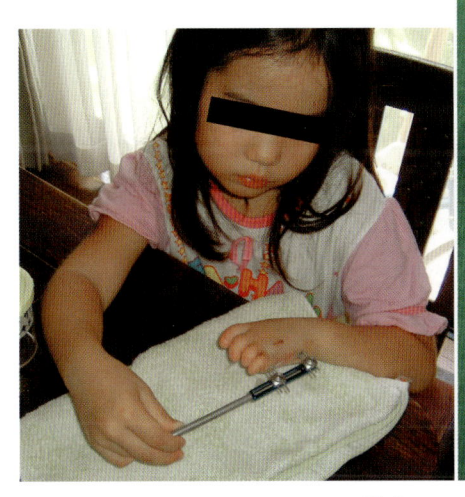

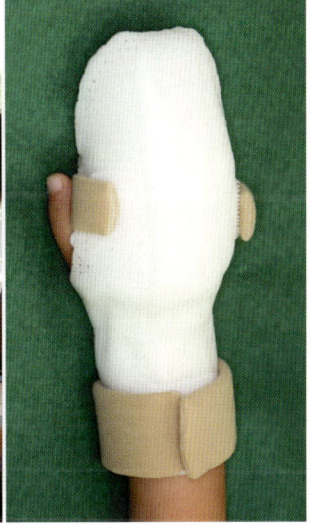

図 1.
a：骨延長は自宅でも継続可能である．
b：5歳以下の症例では保護装具を作成し術後管理を行っている．

手術の実際

　仮骨延長ではまず固定ピンを挿入し，延長器に装着した後で骨切りを行う．骨切りは延長対象骨の骨幹中央部を原則とするが，仮骨形成が期待し難い狭小化した部位での骨切りは避ける．骨切り部直上の 2 cm 程度の切開から骨膜を剝離してノミや小型レシプロケーティングソーで骨切りする．創内固定型延長器を使用する場合は，長軸方向に切開を延長して延長器を固定したあとで骨切りする．最近では 2 mm 程度の小切開から骨膜を剝離し，幅 2 mm のノミで骨切りしている．なお骨切りの直前に延長ロッドや延長装置を一旦取り外すと，骨切りが完結したことを確認しやすい．創を閉鎖する前には延長器が抵抗なく予定した方向に動くことを必ず確認する．また，骨切り部に血腫や周囲脂肪が介在しないように，一旦骨断端が接する位置まで延長器を巻き戻し，創を縫合閉鎖する．延長軸の安定化には骨の長軸に沿って末梢から Kirschner wire を挿入することも有用である[5]．

延長の実際と創管理

　延長は術後 3～5 日後に開始し，1 日あたり 0.5～1.0 mm の速度（rate），1 日 1 回の周期（rhythm）で，定期的に単純 X 線撮影を行い延長距離，延長軸，ピンや基台固定部の緩み，装置の不具合などを評価する．退院後は自宅でも延長を継続し（図 1-a），予定した延長距離や機能的な改善に至った時点で保定（consolidation）期間に入る．十分な仮骨形成にはおよそ延長期間の 2 倍の期間が必要とされるが，患者の年齢や手術部位によって仮骨形成の程度は異なるため，2 週に 1 回程度の X 線写真で安定した骨架橋が確認できるまで経過観察する．固定ピン刺入部や創内型延長器の延長軸露出部の感染予防には，自宅で水道水による洗浄を指導している．感染が疑われた場合はヨードゲルの塗布や抗生剤の投与を速やかに開始する．小児例では安静が保てずピン刺入部の感染や装置と皮膚の干渉による皮膚トラブルの可能性があり，これらの予防を目的に我々は 5 歳以下の症例では保護装具を作成し術後管理を行っている（図 1-b）．延長中は神経や腱，皮膚，既存の瘢痕などの延長の抵抗となる組織に注意を払い，知覚障害や関節可動域制限，血流障害などの機能障害をきたさないことが重要である．

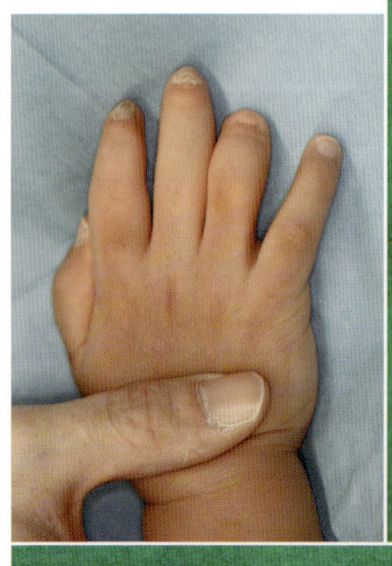

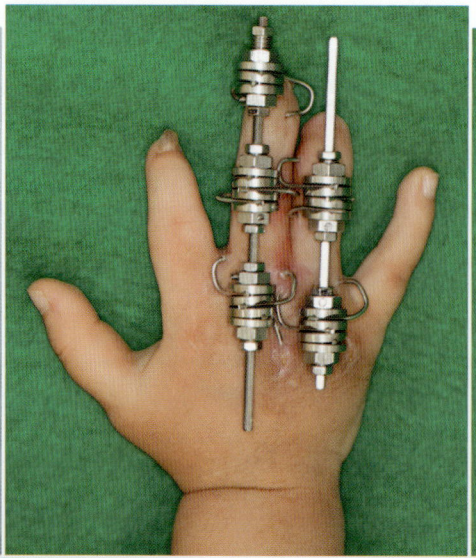

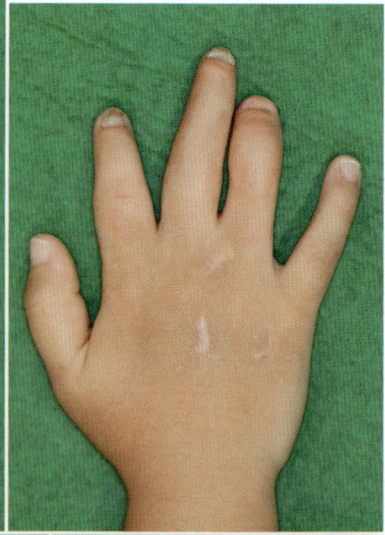

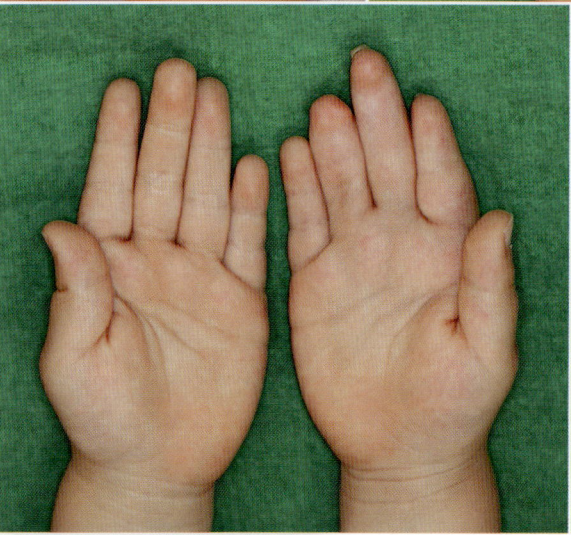

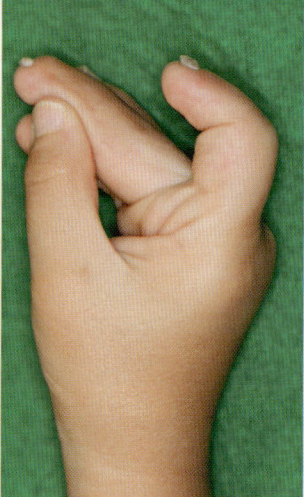

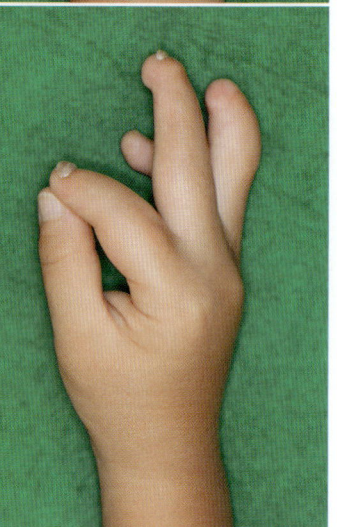

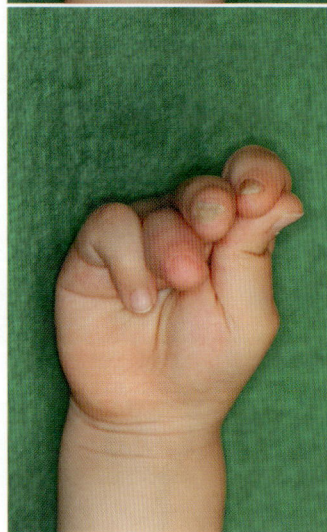

図 2.
症例 1
　a：3 歳，男児．右示・中・環指の短指症
　b：右中・環指に Ilizarov mini-fixator M3 mini unit を装着した．
　c：術後 7 か月の状態を示す．
　d：両手指のバランスが取れている．
　e，f：指節間関節の可動性はないが，中指，示指と母指の tip pinch が可能である．
　g：中・環指の MP 関節可動域は維持され指先での 3 点つまみも可能である．

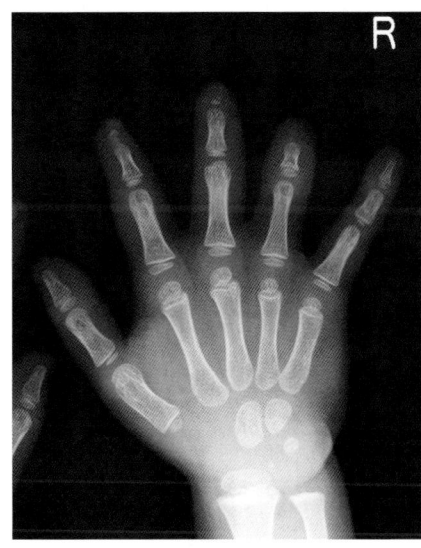

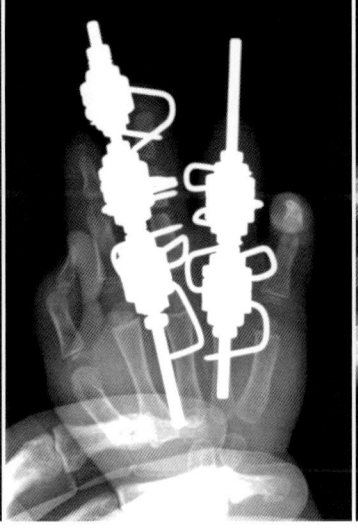

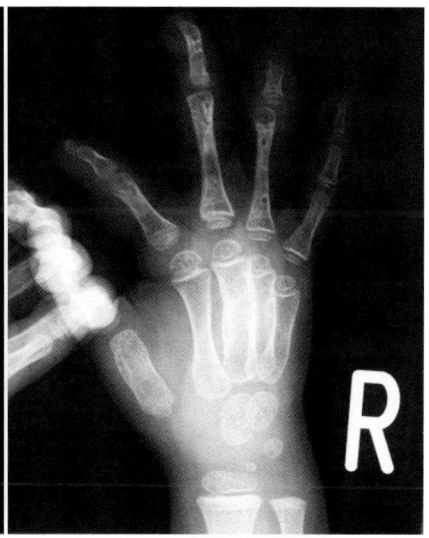

a│b│c

図 3. 症例 1
a：初診時の単純 X 線写真では，右示・中・環指の中節骨と末節骨に低形成を認めた．
b：右中・環指に Ilizalov mini-fixator M3 mini unit を装着した．
c：術後 7 か月の現在，骨軸の曲がりもなく延長部に皮質骨が形成されている．

症 例

症例 1：3 歳，男児

生下時より右示・中・環指の短指症を認めた(図 2-a)．初診時の単純 X 線写真では，右示・中・環指の中節骨と末節骨に低形成を認め(図 3-a)，特に短縮の高度な中・環指に対し基節骨の仮骨延長術を計画した．固定ピンは 1.2 mm を使用し，中指には中節骨に 2 本，基節骨の末梢骨片と中枢骨片に各 2 本，中手骨に 1 本挿入し，環指は中節骨と基節骨末梢骨片に各 1 本，基節骨中枢骨片に 2 本，中手骨に 1 本の固定ピンを挿入した．Ilizarov mini-fixator M3 mini unit に固定ピンを固定した後，一旦ロッドを取り外して中・環指の基節骨中央で尺側側正中の直上小切開から幅 2 mm のノミで骨切りを行い，再度ロッドを装着した(図 2-b，3-b)．術後はピン刺入部の感染予防と装置の緩みを予防するために延長器装着期間を通して保護装具を装用した(図 1-b)．術後 4 日から 1 日 1 回 0.5 mm の速度で延長を開始し装置装着期間は 81 日となった．延長距離と healing index は中・環指それぞれ 9.3 mm (87 日/cm)，9.1 mm (89 日/cm)であった(図 2-c，3-c)．術後 7 か月の現在，両手指のバランスもよく，母指と示・中指での tip pinch (図 2-e, f)や指先での 3 点つまみも可能となった(図 2-g)．

症例 2：26 歳，女性

右第 5 中手骨短縮症の症例で第 5 MP 関節のナックルは消失していた(図 4-a, d, 5-a)．第 5 中手骨の延長を目的に手術を行った．1.2 mm の固定ピンを第 5 中手骨の末梢と中枢にそれぞれ 3 本と 2 本挿入し Ilizarov mini fixator M3 mini unit を装着した．一旦ロッドを取り外して第 5 中手骨幹中央直上の側正中に小切開を加え，骨膜剥離後にノミで骨切りを完結し，ロッドを再度装着した(図 4-b，5-b)．術後 4 日目から 1 日 1 回 0.5 mm の速度で 17 mm まで延長し，保定期間を置いて術後 79 日で装置を抜去した(healing index：46.5 day/cm)．術後 11 か月の現在，関節可動域に制限もなく自然なナックルが形成され手指のバランスの改善が得られた(図 4-c, e, 5-c)．

症例 3：11 歳，女児

両側第 1・4 中足骨短縮症を認め，特に短縮の高度な第 4 中足骨の仮骨延長術を計画した(図 6-a，7-a)．1.5 mm の固定ピンを第 4 中足骨の末梢と中枢に各 2 本，基節骨に 1 本，第 2 楔状骨に 1 本

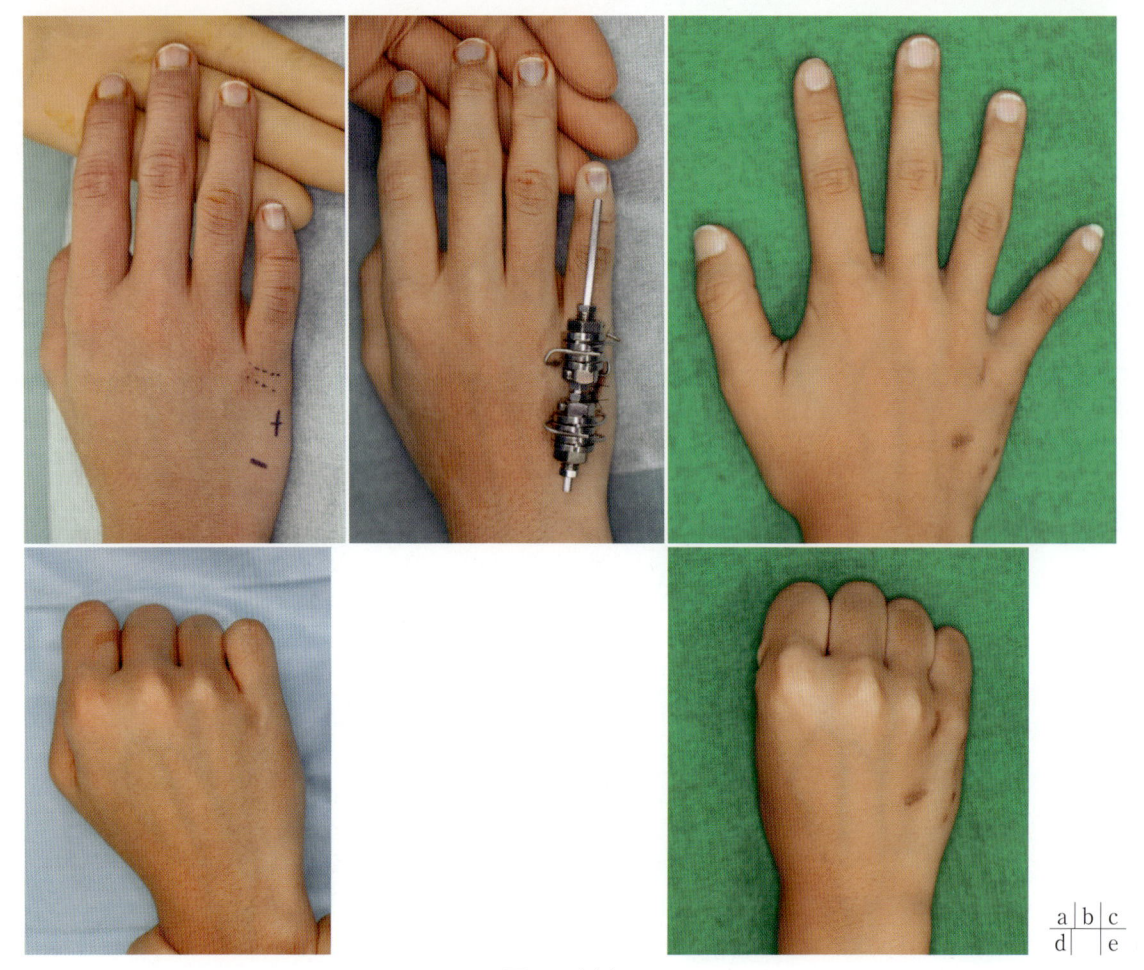

図 4. 症例 2
a, d：26 歳，女性．右第 5 中手骨短縮症．第 5 MP 関節のナックルは消失していた．
b：第 5 中手骨を骨切りし，Ilizarov mini fixator M3 mini unit を装着した．
c, e：術後 11 か月の現在，MP 関節の可動域は維持され，第 5 MP 関節にナックルが形成された．

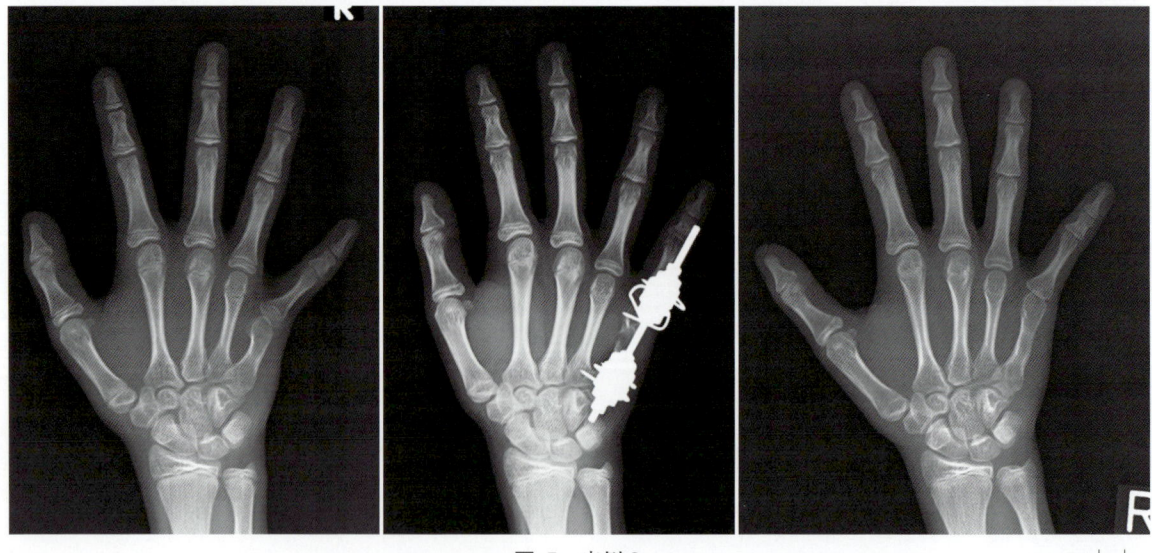

図 5. 症例 2
a：術前の X 線写真を示す．第 5 中手骨と小指中節骨の短縮を認めた．
b：術後 3 日目の X 線写真を示す．
c：術後 11 か月の現在，皮質骨の形成が確認できる．

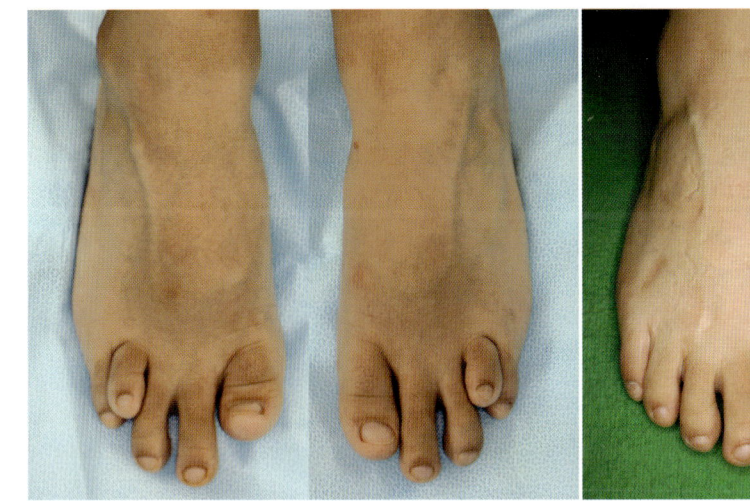

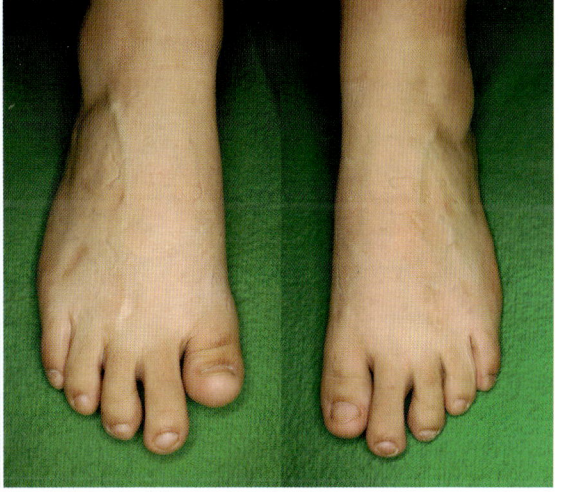

図 6. 症例 3
a：11 歳, 女児. 両側第 1・4 中足骨短縮症
b：術後 2 年 5 か月の現在, 第 4 趾は隣接趾とバランスが取れている.

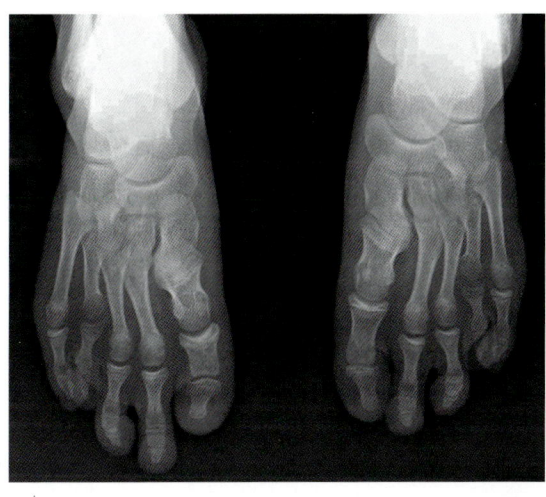

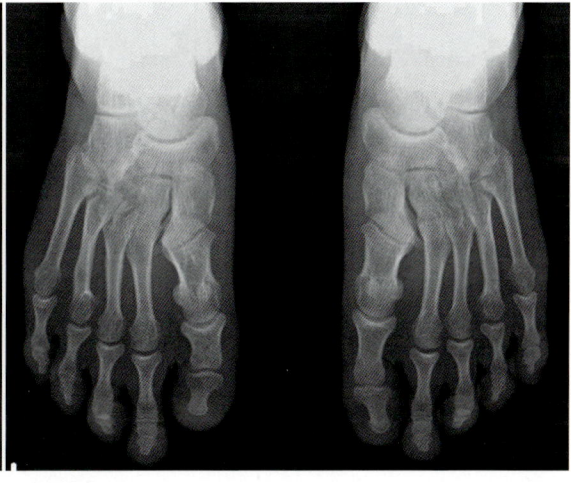

図 7. 症例 3
a：特に短縮の高度な第 4 中足骨の仮骨延長術を計画した.
b：術後 2 年 5 か月の現在, 延長した第 4 中足骨は長管骨としての形態を獲得している.

挿入した. 6 本のピンを Ilizarov mini fixator M3 unit に装着した後, 一旦ロッドを抜去し, 第 4 中足骨骨幹部中央部の背外側の小切開から骨膜剥離後, 幅 2 mm のノミで骨切りしロッドを再固定した（図 8-a）. 術後 4 日から延長を開始し, 1 日 1 回 0.5 mm の速度で両側ともに 16 mm の延長距離を獲得し（図 8-b）, 術後 90 日で延長器を抜去した（healing index：53.75 day/cm）. 術後 2 年 5 か月の現在, 形態の改善が得られ, 第 4 趾の可動域の制限や歩行障害, 疼痛もない（図 6-b, 7-b）.

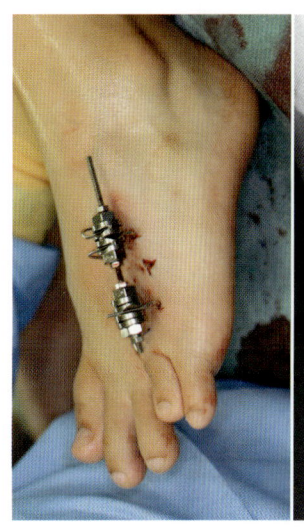

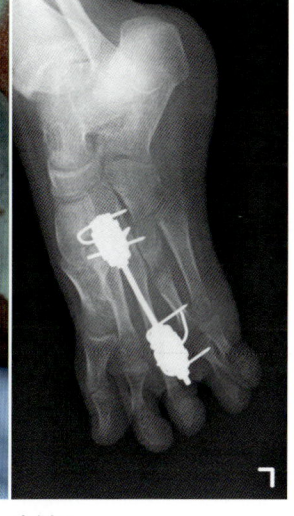

図 8. 症例 3
b：保定期間に撮影した X 線写真では仮骨形成が確認できる.

考察

1．仮骨延長法

仮骨延長法は，骨移植が不要で，延長量の設定の自由度，矯正骨切りと同時に仮骨延長が可能[2]，皮膚や神経，筋肉などの軟部組織を同時に延長可能なことなど，骨移植による骨延長と比べて様々な利点がある．一方で，治療期間が長いこと，小児では骨皮質の強度が不足し予期せぬ骨折や仮骨形成不全の危険性があり，また骨切り部の早期癒合や軟部組織損傷，感染，関節拘縮，延長軸の変位などの可能性も指摘されている[6]~[8]．しかし装置の改良や骨切り部位の検討，創管理の徹底や前述の保護装具の装用によってこれらの合併症は回避可能であり，仮骨延長法による恩恵は計り知れない．

2．治療の対象

仮骨延長法は，健側と比較し短縮している骨すべてが治療の対象であるが，装置の大きさによる制約から以前は中手骨や中足骨が治療の中心であった．特に中手骨を健側以上に延長する治療は機能的改善に有効であったが，整容的には不自然な印象もあった[5]．近年の延長装置の改良に伴い，10 mm 長の指節骨であれば Ilizarov 型延長器によって安全な延長が可能となり，成人の末節切断例では 3 mm 程度の末節骨でも延長が可能とする報告もある[9]．また，乳児期に足趾趾節骨を手指に移植し，生着後に延長を図る術式も報告されている[10]．このように仮骨延長の治療の幅は広がったが，患者や家族の希望を踏まえて術式を選択することが重要である．

3．延長器の選択

延長器の改良によりその選択の自由度も拡大してきたが，術者はそれぞれの延長器の特徴を理解しておく必要がある．まず half pin 型延長器であるが，多数の会社から販売されて選択肢も多く利用しやすい環境にあり，初心者でも装着は簡単である．しかし，一旦固定ピンを装着すると延長軸が固定されるため，固定ピンの挿入位置や角度が非常に重要となる．特に骨長の短い先天異常症例ではピンの打ち直しのチャンスがほとんどない．また Ilizarov 型延長器に比べ固定ピンが太く，末梢と中枢でそれぞれ 2 本ずつ挿入する必要があり延長の対象となる骨は相応の長さや太さが必要なため，小児例では基節骨が治療の限界であろう．Ilizarov 型延長器は複数の細い固定ピンを介して骨に固定点を得るため，half pin 型と比べ小さな骨にも適応でき，固定ピンの挿入位置や角度に左右されずにいつでも延長軸を自由に調整できることが利点である．また，隣接関節を越えた隣接骨に固定ピンを挿入することで骨延長に伴う隣接関節への長軸方向の負荷を軽減することもできるなど，ほぼすべての手足先天異常に適応できる．一方で Ilizarov 型延長器の装着には一定の経験が必要なこと，スレッドのない固定ピンはピンの緩みや脱落，それに伴う感染のリスクがあり，多数のピンを使用するため瘢痕が増えるなどの課題もある．創内型骨延長器は延長器基台の固定のためにある程度の骨長と，長い切開が必要で，延長器の摘出手術も必須である．しかし，創外には延長シャフトが露出するのみで創管理が簡便であり，固定ピンによる皮膚瘢痕がないことなど，特に中足骨短縮症でのメリットが大きい[3]．それぞれの延長器の特徴を踏まえ症例のニーズに沿った延長器の選択が望まれる．

4．治療の流れ

合短指症や絞扼輪症候群では複数箇所の骨延長が必要となるが，治療の優先順位は母指から順に尺側指に，中手骨から末梢の骨に向かって治療を計画し，手術ごとに 2 指程度を対象に治療を計画している．また，合短指症ではもともと指間が高く，中手骨や基節骨の延長に伴い，指間の上昇を生じる場合がある．そのため多合指症や絞扼輪症候群で骨延長を行う場合は，まず骨延長を行い，その後，手と指のバランスに配慮して指間を形成するのが良いと考えている．特に治療期間が長い骨延長治療では，患者や家族の理解が重要であり，治療の優先順位を明確にし，無理のない治療計画

を立てる．

5．治療のゴール

骨延長のゴールに関しては，手の先天異常疾患では，手指の機能改善が優先されるため，健側の骨長をゴールに設定する必要はなくpinch機能[5]や3指つまみ機能の獲得を目標に延長距離を決定している．一方，先天性中足骨短縮症では足趾の機能障害が発生しない範囲で可能な限り健側の骨長を目標とし整容的な改善に努める．このように仮骨延長法は形態や機能を術後に確認して延長距離を決定できることも利点の1つである．

骨延長の手術時期に関しては，手の使用パターンや巧緻性獲得を考慮し手技的に可能であれば3～6歳が望ましいとする意見[11]や，延長後骨成長が期待できる絞扼輪症候群では幼少時に手術適応があり，延長後の成長が予測しにくい短合指症は前思春期まで待機するとの報告もある[12]．Matsunoら[13]は延長後の骨の成長はある程度期待できるとしているが，健側比では骨の延長効果が成長に伴って減少し[2]，早期骨端閉鎖の症例では相対的骨延長量は減少するとの報告もある[14]．このように先天異常手に対する骨延長の手術時期については今のところ一定の見解はないが，周囲軟部組織の緊張や，過度に隣接関節を圧迫しないよう延長器を設置し，手術時年齢を考慮して延長のゴールを決定することが重要である．

まとめ

骨延長器を用いた手足先天異常疾患の治療について述べた．仮骨延長法は一期的な骨移植では得られない延長距離を獲得でき，同時に矯正骨切りも行い得る優れた術式であるが，延長中および保定期間に延長器の脱落や延長軸の曲がりなどに留意する必要がある．小児例では術後に保護装具を作成し合併症を予防している．

文　献

1) 松浦愼太郎，宮脇剛司，曽我まゆ子，林　淳也，内田　満：手外科手術におけるイリザロフミニ創外固定器の有用性．日創外固定骨延長会誌．23：15-22，2012．
2) 堀井恵美子，洪　淑貴，広石将行，大塚純子，服部達哉：先天異常手における母指機能再建―骨延長術の適応と問題―．日手会誌．27：495-497，2011．
3) 宮脇剛司，西岡弘記，小林正大，岸　陽子，内田　満，栗原邦弘：骨延長法による先天性中足骨短縮症の治療．形成外科．48：1305-1312，2005．
4) 木下行洋：骨延長器と骨移植を併用した中手骨短縮症の治療．日手会誌．18：432-434，2001．
5) Miyawaki, T., Masuzawa, G., Hirakawa, M., et al.：Bone lengthening in symbrachydactyly of the hand by the technique of callus distraction. J Bone Joint Surg. 84-A：986-991, 2002.
   Summary　中手骨の骨延長術後の手の機能評価，成長への影響について報告．
6) Seitz, W. H. Jr.：Distraction treatment of the hand. In Buck-Gramcko, D.（ed）：Congenital malformations of the hand and forearm. 119-128, London Churchill, Livingstone, 1999.
   Summary　骨延長術による先天異常手の治療を述べた必読の論文である．
7) Seitz, W. H. Jr., Bley, L. A.：Distraction lengthening in the hand using the principle of callotasis. Atlas of the hand clinics 5-1. 31-39, Saunders, 2000.
8) Velazuquez, R. J., Bell, D. F., Armstrong, P. F., et al.：Complications of use of the Ilizarov technique in the correction of limb deformities in children. J Bone Joint Surg. 75-A：1148-1156, 1993.
   Summary　小児の骨延長術に伴う合併症について述べた文献である．
9) 澤泉卓哉：創外固定器を用いた骨延長・変形矯正イリザロフ法による手指末節骨の仮骨延長法．整・災外．45：419-424，2002．
10) Patterson, R. W., Seitz, W. H. Jr.：Nonvascularized toe phalangeal transfer and distraction lengthening for symbrachydactyly. J Hand Surg Am. 35：652-658, 2010.
11) 高山真一郎，池上博泰，長田夏哉，森内行雄，矢部　裕：先天性疾患に対する仮骨延長法を用いた手指骨延長術．日手会誌．17：610-615，2001．

12) 松野尚弘, 生田義和, 石田 治, 市川 誠, 大森研治：小児の先天異常手に対する骨延長術の適応と問題点. 日手会誌. **18**：765-768, 2001.
13) Matsuno, T., et al. : Bone lengthening for congenital differences of the hands and digits in chidren. J Hand Surg Am. **29**：712-719, 2004.
14) 高木岳彦, 高山真一郎, 日下部 浩, 池上博泰, 中村俊康：手指先天異常に対する仮骨延長法の検討. 日手会誌. **23**：118-123, 2006.
15) 宮脇剛司, 森 克哉, 赤松久子, 岸 陽子, 栗原邦弘：専門研修講座 3―欠指症の治療―合短指症の治療. 日手会誌. **22**：510-515, 2005. Summary 骨移植と骨延長による骨長調整の違いを報告.
16) 梶 彰吾, 難波雄哉, 土田 廣：先天異常手における骨延長器を用いた指延長術. 形成外科. **31**：408-416, 1988.
17) 加藤博之, 荻野利彦, 三浪明男ほか：先天奇形手に対する指延長術の経験. 日手会誌. **7**：141-147, 1990.
18) Pensler, J. M., Carrol, N. C., Cheng, L. F. : Distraction osteogenesis in the hand. Plast Reconstr Surg. **102**：92-95, 1998.
19) 射場浩介, 和田卓郎, 金谷耕平, 高橋信行, 山下俊彦：先天異常手指に対する仮骨延長術の治療成績. 別冊整形外科. **64**：112-117, 2013.

FAXによる注文・住所変更届け

改定：2015年1月

　毎度ご購読いただきましてありがとうございます．
　読者の皆様方に小社の本をより確実にお届けさせていただくために，FAXでのご注文・住所変更届けを受けつけております．この機会に是非ご利用ください．

◇ご利用方法
　FAX専用注文書・住所変更届けは，そのまま切り離してFAX用紙としてご利用ください．また，注文の場合手続き終了後，ご購入商品と郵便振替用紙を同封してお送りいたします．**代金が5,000円をこえる場合，代金引換便とさせて頂きます．**その他，申し込み・変更届けの方法は電話，郵便はがきも同様です．

◇代金引換について
　本の代金が5,000円をこえる場合，代金引換とさせて頂きます．配達員が商品をお届けした際に，現金またはクレジットカード・デビットカードにて代金を配達員にお支払い下さい(本の代金＋消費税＋送料)．（※年間定期購読と同時に5,000円をこえるご注文を頂いた場合は代金引換とはなりません．郵便振替用紙を同封して発送いたします．代金後払いという形になります．送料は定期購読を含むご注文の場合は頂きません）

◇年間定期購読のお申し込みについて
　年間定期購読は，1年分を前金で頂いておりますため，代金引換とはなりません．郵便振替用紙を本と同封または別送いたします．送料無料，また何月号からでもお申込み頂けます．
　毎年末，次年度定期購読のご案内をお送りいたしますので，定期購読更新のお手間が非常に少なく済みます．

◇住所変更届けについて
　年間購読をお申し込みされております方は，その期間中お届け先が変更します際，必ずご連絡下さいますようよろしくお願い致します．

◇取消，変更について
　取消，変更につきましては，お早めにFAX，お電話でお知らせ下さい．
　返品は，原則として受けつけておりませんが，返品の場合の郵送料はお客様負担とさせていただきます．その際は必ず小社へご連絡ください．

◇ご送本について
　ご送本につきましては，ご注文がありましてから約1週間前後とみていただきたいと思います．お急ぎの方は，ご注文の際にその旨をご記入ください．至急送らせていただきます．2〜3日でお手元に届くように手配いたします．

◇個人情報の利用目的
　お客様から収集させていただいた個人情報，ご注文情報は本サービスを提供する目的(本の発送，ご注文内容の確認，問い合わせに対しての回答等)以外には利用することはございません．

　その他，ご不明な点は小社までご連絡ください．

株式会社　全日本病院出版会

〒113-0033　東京都文京区本郷3-16-4-7F
電話03(5689)5989　FAX03(5689)8030　郵便振替口座00160-9-58753

FAX 専用注文書

皮膚・形成 1507　　　　年　月　日

○印	雑誌・書籍名	定価（税込）	冊数
	PEPARS　年間定期購読お申し込み（送料弊社負担） 2015年1月～12月（No. 97～108；年間12冊）	41,040 円	
	PEPARS No.100　皮膚外科のための皮膚軟部腫瘍診断の基礎	5,400 円	
	PEPARS No.99　美容外科・抗加齢医療─基本から最先端まで─	5,400 円	
	PEPARS　バックナンバー（号数とご入り用の冊数をご記入ください） No.		
	Monthly Book Derma.　年間定期購読お申込み（送料弊社負担） 2015年1月～12月（No. 226～238；年間13冊）	40,716 円	
	MB Derma. No.229　日常皮膚診療に役立つアレルギー百科	5,832 円	
	MB Derma. No.223　理路整然 体系化ダーモスコピー	5,184 円	
	MB Derma.　バックナンバー（号数とご入り用の冊数をご記入ください） No.		
	Monthly Book OCULISTA　年間定期購読お申し込み（送料弊社負担） 2015年1月～12月（No. 22～33；計12冊）	38,880 円	
	カラーアトラス 乳房外 Paget 病─その素顔─ 【新刊】	9,720 円	
	こどものスポーツ外来─親もナットク！このケア・この説明─ 【新刊】	6,912 円	
	スキルアップ！ニキビ治療実践マニュアル 【新刊】	5,616 円	
	今さら聞けない！小児のみみ・はな・のど診療 Q&A　I 巻 【新刊】	6,264 円	
	今さら聞けない！小児のみみ・はな・のど診療 Q&A　II 巻 【新刊】	6,264 円	
	快適な眠りのための 睡眠習慣セルフチェックノート 【新刊】	1,944 円	
	超アトラス眼瞼手術─眼科・形成外科の考えるポイント─	10,584 円	
	実践アトラス 美容外科注入治療	8,100 円	
	見逃さない！骨・軟部腫瘍外科画像アトラス	6,480 円	
	イチからはじめる美容医療機器の理論と実践	6,480 円	
	見落とさない！見間違えない！この皮膚病変	6,480 円	
	アトラスきずのきれいな治し方 改訂第二版	5,400 円	
	図説 実践手の外科治療	8,640 円	
	腋臭症・多汗症治療実践マニュアル	5,832 円	
	匠に学ぶ皮膚科外用療法	7,020 円	
	使える皮弁術─適応から挙上法まで─　上巻	12,960 円	
	使える皮弁術─適応から挙上法まで─　下巻	12,960 円	
	目で見る口唇裂手術	4,860 円	
	多血小板血漿（PRP）療法入門	4,860 円	
	瘢痕・ケロイド治療ジャーナル　No.		

お名前：フリガナ　　　　　　㊞　　　診療科

ご送付先：〒　　－　　　□自宅　□お勤め先

電話番号：　　　　　□自宅　□お勤め先

バックナンバー・書籍合計 5,000 円以上のご注文は代金引換発送になります

─お問い合わせ先─
㈱全日本病院出版会営業部
電話 03(5689)5989
FAX 03(5689)8030

PEPARS バックナンバー一覧

2007年
- No. 14 縫合の基本手技 【増大号】
  編集／山本有平

2010年
- No. 37 穿通枝皮弁マニュアル 【増大号】
  編集／木股敬裕
- No. 40 手の外傷
  編集／石川浩三

2011年
- No. 51 眼瞼の退行性疾患に対する眼形成外科手術 【増大】
  編集／村上正洋・矢部比呂夫
- No. 54 形成外科手術 麻酔パーフェクトガイド
  編集／渡辺克益
- No. 58 Local flap method
  編集／秋元正宇

2012年
- No. 61 救急で扱う顔面外傷治療マニュアル
  編集／久徳茂雄
- No. 62 外来で役立つ にきび治療マニュアル
  編集／山下理絵
- No. 63 日常形成外科診療における私の工夫 ―術前・術中編― 【増大号】
  編集／上田晃一
- No. 64 いかに皮弁をきれいに仕上げるか―私の工夫―
  編集／村上隆一
- No. 65 美容外科的観点から考える口唇口蓋裂形成術
  編集／百束比古
- No. 66 Plastic Handsurgery 形成手外科
  編集／平瀬雄一
- No. 67 ボディの美容外科
  編集／倉片 優
- No. 68 レーザー・光治療マニュアル
  編集／清水祐紀
- No. 69 イチから始めるマイクロサージャリー
  編集／上田和毅
- No. 70 形成外科治療に必要なくすりの知識
  編集／宮坂宗男
- No. 71 血管腫・血管奇形治療マニュアル
  編集／佐々木 了
- No. 72 実践的局所麻酔―私のコツ―
  編集／内田 満

2013年
- No. 73 形成外科におけるMDCTの応用
  編集／三鍋俊春
- No. 74 躯幹の先天異常治療マニュアル
  編集／野口昌彦
- No. 75 ここが知りたい！顔面のRejuvenation ―患者さんからの希望を中心に― 【増大号】
  編集／新橋 武
- No. 76 Oncoplastic Skin Surgery―私ならこう治す！
  編集／山本有平
- No. 77 脂肪注入術と合併症
  編集／市田正成
- No. 78 神経修復法―基本知識と実践手技―
  編集／柏 克彦
- No. 79 褥瘡の治療 実践マニュアル
  編集／梶川明義
- No. 80 マイクロサージャリーにおける合併症とその対策
  編集／関堂 充
- No. 81 フィラーの正しい使い方と合併症への対応
  編集／征矢野進一
- No. 82 創傷治療マニュアル
  編集／松崎恭一

- No. 83 形成外科における手術スケジュール ―エキスパートの周術期管理―
  編集／中川雅裕
- No. 84 乳房再建術 update
  編集／酒井成身

2014年
- No. 85 糖尿病性足潰瘍の局所治療の実践
  編集／寺師浩人
- No. 86 爪―おさえておきたい治療のコツ―
  編集／黒川正人
- No. 87 眼瞼の美容外科 手術手技アトラス 【増大号】
  編集／野平久仁彦
- No. 88 コツがわかる！形成外科の基本手技 ―後期臨床研修医・外科系医師のために―
  編集／上田晃一
- No. 89 口唇裂初回手術 ―最近の術式とその中期的結果―
  編集／杠 俊介
- No. 90 顔面の軟部組織損傷治療のコツ
  編集／江口智明
- No. 91 イチから始める手外科基本手技
  編集／高見昌司
- No. 92 顔面神経麻痺の治療 update
  編集／田中一郎
- No. 93 皮弁による難治性潰瘍の治療
  編集／亀井 譲
- No. 94 露出部深達性熱傷・後遺症の手術適応と治療法
  編集／横尾和久
- No. 95 有茎穿通枝皮弁による四肢の再建
  編集／光嶋 勲
- No. 96 口蓋裂の初回手術マニュアル ―コツと工夫―
  編集／土佐泰祥

2015年
- No. 97 陰圧閉鎖療法の理論と実際
  編集／清川兼輔
- No. 98 臨床に役立つ 毛髪治療 update
  編集／武田 啓
- No. 99 美容外科・抗加齢医療 ―基本から最先端まで― 【増大号】
  編集／百束比古
- No. 100 皮膚外科のための皮膚軟部腫瘍診断の基礎 【臨時増大号】
  編集／林 礼人
- No. 101 大腿部から採取できる皮弁による再建
  編集／大西 清
- No. 102 小児の頭頚部メラニン系あざ治療のストラテジー
  編集／渡邊彰二

各号定価 3,240 円. 但し, No. 14, 37, 51, 63, 75, 87, 99, 100 は増大号のため, 定価 5,400 円.
2015 年定期購読料(通常号 11 冊, 増大号 1 冊) 41,040 円
(2015 年 7 月現在)
本頁に掲載されていないバックナンバーにつきましては, 弊社ホームページ(http://www.zenniti.com)をご覧下さい.

全日本病院出版会　検索 click

次号予告

これを読めばすべてがわかる骨移植

No. 104（2015 年 8 月号）

編集／大阪医科大学教授　　　　　上田晃一

人工骨の基礎と将来展望	楠本　健司
自家骨移植の採取法と移植法	玉井　求宜ほか
軟骨移植術（基礎と臨床）	坂本　有孝ほか
頭蓋顎顔面領域における自家骨移植術	荻野　晶弘ほか
Blowout fracture における骨移植術	塗　隆志ほか
顎裂部骨移植	今井　啓道
頭蓋顎顔面領域における人工骨移植	土佐　泰祥
リン酸カルシウムペーストを用いた頭蓋顔面の再建	玉田　一敬
眼瞼，眼窩形成における軟骨移植術	菅谷　文人ほか
先天異常による顔面骨変形に対する軟骨移植	上田　晃一ほか

編集顧問：	栗原邦弘	東京慈恵会医科大学前教授
	中島龍夫	慶應義塾大学名誉教授
編集主幹：	百束比古	日本医科大学教授
	光嶋　勲	東京大学教授
	上田晃一	大阪医科大学教授

No. 103　編集企画：
　福本恵三　埼玉成恵会病院・
　　　　　　埼玉手外科研究所所長

PEPARS　No. 103

2015 年 7 月 10 日発行（毎月 1 回 10 日発行）
定価は表紙に表示してあります．
Printed in Japan

Ⓒ ZEN・NIHONBYOIN・SHUPPANKAI, 2015

発行者　　末　定　広　光
発行所　　株式会社 全日本病院出版会
〒113-0033　東京都文京区本郷 3 丁目 16 番 4 号
　　　電話（03）5689-5989　Fax（03）5689-8030
　　　郵便振替口座 00160-9-58753

印刷・製本　三報社印刷株式会社　　電話（03）3637-0005
広告取扱店　㈱日本医学広告社　　　電話（03）5226-2791

・本誌に掲載する著作物の複製権・翻訳権・上映権・譲渡権・公衆送信権（送信可能化権を含む）は株式会社全日本病院出版会が保有します．
・JCOPY ＜（社）出版者著作権管理機構　委託出版物＞
　本誌の無断複写は著作権法上での例外を除き禁じられています．複写される場合は，そのつど事前に，（社）出版者著作権管理機構（電話 03-3513-6969，FAX 03-3513-6979，e-mail: info@jcopy.or.jp）の許諾を得てください．
・本誌をスキャン，デジタルデータ化することは複製に当たり，著作権法上の例外を除き違法です．代行業者等の第三者に依頼して同行為をすることも認められておりません．